DESMISTIFICANDO A
# OBESIDADE SEVERA

DESMISTIFICANDO A
# OBESIDADE SEVERA
DA DEFINIÇÃO À OPERAÇÃO

## ALBINO A. SORBELLO
JOSÉ CIONGOLI
MARILENE M. NACACCHE
MARIANA AMARO CASTRO MACIEL
MAURO GUISELINI

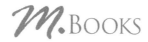

M.BOOKS DO BRASIL EDITORA LTDA.

Av. Brigadeiro Faria Lima, 1993 - 5º andar - Cj. 51
01452-001 - São Paulo - SP - Telefones: (11) 3168 8242 / 3168 9420
Fax: (11) 3079 3147 - E-mail: vendas@mbooks.com.br

**Dados de Catalogação na Publicação**

SORBELLO, Albino A; CIONGOLI, José; NACACCHE, Marilene M.;
MACIEL, Marina A. C.; GUISELINE, Mauro.
Desmistificando a Obesidade Severa/Albino Augusto Sorbello. Co-autores:
José Ciongoli, Marilene M. Nacacche, Mariana A. C. Maciel, Mauro Guiseline.
2006 – São Paulo – M.Books do Brasil Editora Ltda.

1. Medicina  2. Nutrição

ISBN 85-89384-95-0

© 2006 by Albino Augusto Sorbello

Todos os direitos reservados. Nenhuma parte desta publicação pode ser reproduzida
por nenhum meio existente ou a ser desenvolvido no futuro.
Direitos exclusivos cedidos à M.Books do Brasil Editora Ltda.

**EDITOR**
MILTON MIRA DE ASSUMPÇÃO FILHO

**Consultoria**
Natalia Mira de Assumpção Werutsky

**Produção Editorial**
Salete Del Guerra

**Revisão de Texto**
Mauro de Barros
Renatha Prado

**Coordenação Gráfica**
Silas Camargo

**Projeto Gráfico e Ilustrações**
David Urbinatti Netto

**Design de Capa**
Douglas Lucas

**Diagramação**
David Urbinatti Netto

2006
Proibida a reprodução total ou parcial.
Os infratores serão punidos na forma da lei.
Direitos exclusivos cedidos à
M. Books do Brasil Editora Ltda.

# Dedicatória

À minha esposa Elizabeth e
aos queridos filhos Maurício e Fernanda.

# Agradecimentos

Aos co-autores colegas, amigos e incentivadores deste trabalho.

Aos amigos e mestres que me ensinaram e estimularam a iniciar o tratamento cirúrgico dos Obesos Severos: Dr. Artur B. Garrido; Dr. Osmar Creuz; Dr. Antelmo Sasso Fin; Dr. Newton T. Kawahara; Dr. Aloísio Stoll; Dr. Christian Klaiber e Sr. Stephan Siegenthler.

Ao Prof. Dr. Renato Andretto, cultura científica ímpar, sempre me policiando na conduta clínica e me estimulando e orientando na pesquisa científica e de técnica operatória.

Ao Grupo de Obesidade Mórbida da Gastroenterologia Cirúrgica do Hospital do Servidor Público Estadual (HSPE) de São Paulo: Dra. Vera Lúcia Teixeira; Dra. Maria Edith Marinho Luiz Vidigal; Dra. Helenita M. Sipahi; Dr. Antonio Cláudio de Godoy; Dr. Paulo Engler Pinto Júnior; Dr. Thomas Dan Schaffa; Dr. José Eduardo Gonçalves; Dra. Gilmara S. Aguiar Yamaguchi; Dr. Otávio C. Azevedo; Dr. Rogério M. Curi.

Ao Grupo Cirúrgico do Instituto Sorbello de Medicina e Cirurgia, amigos, colegas e compartilhantes deste trabalho: Dr. Emerson N. Prado; Dr. Leonardo Landin Fernandes; Dr. Francisco Julimar C. Menezes; Maria Regina Sidi; Lusinete Rodrigues da Silva.

Aos pacientes do Hospital do Servidor Público Estadual (HSPE) e do Instituto Sorbello de Medicina e Cirurgia que vivenciaram comigo a evolução do método terapêutico.

Aos amigos, colaboradores, que muito me encorajaram para concluir esta obra: Rosa e Milton da Costa Ferraz, Maria Augusta Lourenço de Moraes Segnini e David Urbinatti Netto.

Ao presidente da Sociedade Brasileira de Videocirurgia (Sobracil), Dr. Mario Ribeiro, pelo apoio.

Aos amigos e técnicos da Obitec — Johnson & Johnson.

Dr. Albino A. Sorbello

# Sumário

**Prefácio** ...................................................................................................**11**

**Capítulo 1    Conceitos** ............................................................................**13**
1.1  O que é a Obesidade Severa (mórbida)? ...................................................... 14
1.2  Como saber se uma pessoa tem ou não excesso de peso (obesidade) ......................... 15
    1.2.1  Conhecendo o meu IMC, estou ou não obeso (a)? ......................................... 16
1.3  O que está acontecendo socialmente em relação ao peso não é uma "mania" de culto ao corpo?........... 18
1.4  O que causa a Obesidade Severa (mórbida)? .................................................. 18
    1.4.1  Conceitos gerais................................................................... 18
    1.4.2  Problemas psicológicos e psicossociais ................................................ 21

**Capítulo 2    Nutrição** ..............................................................................**23**
2.1  Introdução ..................................................................................... 24
2.2  A dieta antes da cirurgia....................................................................... 25
2.3  A alimentação após a cirurgia .................................................................. 29
2.4  Pirâmide alimentar = Boa alimentação = Vida saudável ......................................... 32
    2.4.1  Alimento × Nutriente................................................................. 33
    2.4.2  Distribuição dos nutrientes na pirâmide ............................................... 33
        2.4.2.1  Na BASE da pirâmide estão os carboidratos ....................................... 33
        2.4.2.2  No SEGUNDO ANDAR da pirâmide estão as vitaminas e os minerais ..................... 36
        2.4.2.3  No TERCEIRO ANDAR da pirâmide estão as proteínas ................................. 42
        2.4.2.4  No TOPO da pirâmide estão as gorduras ou lipídeos ................................. 44
2.5  Conclusão....................................................................................... 48

**Capítulo 3    Desmistificando a Obesidade Severa** ......................................**51**

**Capítulo 4    Anatomia e Fisiologia** ........................................................**59**

**Capítulo 5    Esquemas dos Tipos de Operações** ........................................**63**
5.1  Introdução ..................................................................................... 64
5.2  Considerações gerais sobre os tratamentos operatórios ......................................... 64
    5.2.1  Problemas anestésicos................................................................ 64
    5.2.2  Alterações cardíacas, pulmonares e vasculares ........................................ 64

5.3 Esquemas dos tipos de operações .................................................................. 65
   5.3.1 Técnicas Restritivas.......................................................................... 65
      5.3.1.1 Balão intragástrico ................................................................ 65
      5.3.1.2 Banda (Anel) Gástrico Ajustável ........................................... 67
      5.3.1.3 Fobi – Capella e Y de Roux de Alça Curta (Wittgrove) ........... 71
   5.3.2 Técnicas Disabsortivas ...................................................................... 76
      5.3.2.1 "Y de Roux" com Alça Longa ................................................ 76
      5.3.2.2 Scopinaro ............................................................................. 78
      5.3.2.3 Spa Cirúrgico ........................................................................ 79
      5.3.2.4 Hess – Marceaux *(Duodenal Switch)* ................................. *80*

## Capítulo 6    Exercício Físico ......................................................................**85**

6.1 Introdução ............................................................................................... 86
6.2 Exercício e obesidade .............................................................................. 86
6.3 O exercício físico e a redução da gordura localizada................................. 89
6.4 A importância de beber água quando se pratica o exercício físico ............. 90
6.5 O melhor exercício para quem está com excesso de peso ......................... 90

## Capítulo 7    Psicologia .............................................................................**93**

7.1 A obesidade é um desafio?....................................................................... 94
7.2 Falso limite do hábito............................................................................... 94
7.3 Fonte de satisfação.................................................................................. 95
7.4 Questione-se............................................................................................ 95
7.5 Falta força de vontade? O que é a vontade?.............................................. 96

## Capítulo 8    Considerações Finais...........................................................**99**

## Capítulo 9    Termo de Conscientização dos Benefícios e das Conseqüências da Cirurgia da Obesidade Severa (mórbida)...................**101**

9.1 Procedimentos médico-cirúrgicos ........................................................... 102
9.2 Complicações cirúrgicas.......................................................................... 104
9.3 Pós-operatório ....................................................................................... 105

## Referências Bibliográficas ...............................................................**109**

## Índice Remissivo .................................................................................**113**

## Sobre os Autores ...............................................................................**117**

# Prefácio

### *Por Rubens Ewald Filho*

Estou longe de ser a pessoa mais apropriada para escrever um prefácio de um livro tão sério e importante. Mesmo revelando alguns segredos pessoais. Se não chego a me enquadrar no quadro clínico descrito pelo título, certamente posso me identificar totalmente com o biótipo. Como eles, eu passei a vida inteira lutando contra a cruel balança, sofro constantemente do "efeito sanfona". Sou do tempo ainda em que existia o médico da família. Na verdade, dado a fantasias, não sei se roubei esse conceito de algum livro ou mesmo filme antigo. Eu sei que o tempo nos ensina, que a vida não é como no cinema. Infelizmente. E a realidade está mais próxima de ER/*Plantão Médico* do que de *Doutor Jivago*.

Ainda assim, a despersonalização da medicina, o sucateamento da profissão, sempre me assustou. Felizmente há exceções. Ainda existem médicos que perdem o tempo para conversar com os pacientes, que sabem que um diagnóstico não se baseia apenas em exames, mas também no imprevisível e sempre surpreendente "fator humano". Que mesmo não sendo, nos fazem sentir como sendo da família. Que tornam até suportáveis situações que de outra forma seriam apenas trágicas e cruéis.

Tive a oportunidade de sentir esse lado do Dr. Albino, quando ele cuidou de minha mãe, nos últimos tempos de sua vida. Desde então, ganhou minha confiança e respeito. Assim como o trabalho a que se dedica. Acho que todos nós já perdemos amigos, vítimas da obesidade, pessoas talentosas que nos deixaram cedo demais.

Comecei afirmando que não era a pessoa mais adequada para recomendar ou louvar o livro do Dr. Albino. Não sou capacitado para avalizar a obra. Louvo o homem, a pessoa, a profissão, o cuidado e sua dedicação, junto aos colaboradores ilustres, a este trabalho.

# Capítulo 1
# Conceitos

*Albino A. Sorbello*

## 1.1 O que é a Obesidade Severa (mórbida)?

A obesidade é um problema de saúde pública que vem crescendo no mundo todo, ligada principalmente ao erro alimentar e ao sedentarismo.

Pesquisando no dicionário temos:

- **Obesidade:** *é a condição em que se tem excesso de peso, caracterizado por uma participação da massa do tecido gorduroso superior a 20% – 25% no peso total do indivíduo.*

- **Severa (mórbida):** *relativo a doença; ou que pode desenvolver uma doença.*

Então podemos concluir que **Obesidade Severa (mórbida)** *é o excesso de gordura no corpo humano, que pode desenvolver ou desencadear outras doenças.*

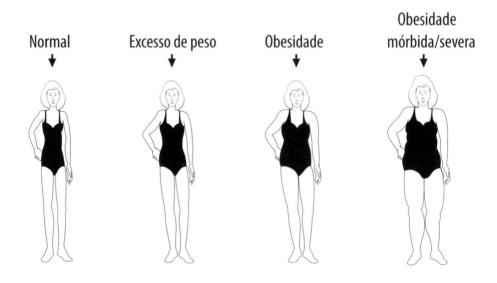

## 1.2 Como saber se uma pessoa tem ou não excesso de peso (obesidade)

Há diversos métodos para avaliar a quantidade de gordura de uma pessoa.

As mais conhecidas são as medidas antropométricas obtidas através: do peso do corpo; da circunferência abdominal ou do braço; da prega cutânea; do Índice de Massa Corpórea (IMC – relação peso/altura). Além dessas, existem as medidas eletrônicas, como a bioimpedância, que estabelece a relação entre a massa branca (gordura) e a massa vermelha (proteína).

Destes métodos, o mais prático e utilizado no uso diário pelos médicos é o Índice de Massa Corpórea (IMC). Ele relaciona, de maneira simples, o peso com a altura.

A altura (comprimento) tem que ser medida em metros e elevada ao qua-

$$IMC = \frac{\textbf{Peso} \ (\text{do corpo em kg})}{\textbf{Altura}^2 \ (\text{comprimento em metros})}$$

*Fonte:* Manual Wedley de Obesidade, Volume I, 1995.

drado, ou seja, multiplica-se este valor por ele mesmo.

**Por exemplo:** $1,70 \text{ m} \times 1,70 \text{ m} \sim 2,9 \text{ m}^2$

O número obtido é sempre constante para uma determinada pessoa adulta. Assim sendo, é só dividir o seu peso atual por este número para saber qual é o seu IMC atualizado.

**Por exemplo:** $110 \text{ kg} \div 2,9 \text{m}^2 \sim 38 \text{ kg/m}^2$

$$\textbf{IMC} = \textbf{38 kg/m}^2$$

## 1.2.1 Conhecendo o meu IMC, estou ou não obeso (a)?

As tabelas a seguir inter-relacionam os diversos métodos de aferição do índice de gordura com a qualidade e o tempo de vida, que classificam as pessoas conforme o seu IMC.

| Classificação | IMC (kg/m$^2$) |
|---|---|
| Normal | 20 – 24,9 |
| Excesso de Peso | 25 – 29,9 |
| Obesidade | 30 – 39,9 |
| Obesidade Mórbida | $\geq 40$ |

| Classificação | IMC (kg/m$^2$) |
|---|---|
| Normal | 18,5 – 24,9 |
| Excesso de Peso | 25,0 – 29,9 |
| Obesidade Grau I | 30,0 – 34,9 |
| Obesidade Grau II | 35,0 – 39,9 |
| Obesidade Grau III (Mórbida) | 40,0 – 49,9 |
| Superobeso | $\geq 50$ |

*Fonte:* Organização Mundial da Saúde (OMS), 1998.

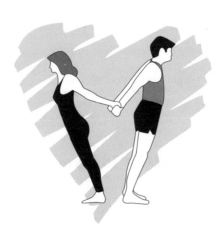

Temos de lembrar que o IMC de uma pessoa pode variar ao longo da vida sem que seja considerado obesidade. Isto é natural e este ganho de peso é considerado fisiológico, conforme apresentado na tabela que relaciona o IMC com a faixa de idade:

| Idade (anos) | IMC (kg/m$^2$) |
|---|---|
| 19 – 24 | 19 – 24 |
| 25 – 34 | 20 – 25 |
| 35 – 44 | 21 – 26 |
| 45 – 54 | 22 – 27 |
| 55 – 64 | 23 – 28 |
| > 65 | 24 – 29 |

*Fonte:* Diagnosis and Prevalence of Obesity, 1989.

Dessa forma observamos que, conforme a faixa de idade, pode-se considerar como normal algumas pessoas que, em outras tabelas, estão classificadas como Excesso de Peso.

Embora a pessoa com excesso de peso já possa sofrer algumas alterações leves prejudicando a sua saúde, é a partir da Obesidade Grau I (IMC ≥ 30) que se constata a existência de excesso de volume significativo do tecido gorduroso (adiposo). Isto é, mais de 20% de gordura no peso corporal dos homens e mais de 25% no das mulheres, podendo desencadear doenças (morbidades) associadas e pôr em risco a vida. Na tabela a seguir apresentamos a elevação do risco de morte súbita em portadores de Obesidade Mórbida, comparando-se com os classificados como normais em relação à idade em anos.

| Idade (anos) | Elevação do Risco de Morte em Obesos Mórbidos (vezes) |
|---|---|
| 25 – 34 | **36** |
| 35 – 44 | **12** |
| 45 – 54 | **6** |

*Fonte:* Diagnosis and Prevalence of Obesity, 1989.

## 1.3 O que está acontecendo socialmente em relação ao peso não é uma "mania" de culto ao corpo?

Esteticamente, o perfil físico está relacionado aos padrões fotográficos exibidos nos meios de comunicação como sendo os de "musas ou galãs".

Este fato pode acarretar distorções psicológicas ou de auto-estima, tendo como conseqüência que pessoas clinicamente classificadas como normais sintam-se feias por estarem gordas (mesmo sendo normais).

Do ponto de vista de saúde – ou seja, médico –, o que separa o normal da obesidade é determinado pelo aumento do volume do tecido adiposo, que acarreta um prejuízo da saúde física e mental. Este fato representa uma piora na qualidade e até uma diminuição do tempo de vida.

## 1.4 O que causa a Obesidade Severa (mórbida)?

### 1.4.1 Conceitos gerais

Esta é uma questão complexa, pois a **Obesidade Mórbida** contém múltiplas origens, e algumas delas podem estar isoladas ou associadas.

Muitos estudos têm dedicado atenção para a importância do fator genético como o responsável pela obesidade. Filhos de pais obesos têm mais probabilidade de desenvolver a obesidade; este fato está ligado ao número total de células gordurosas na constituição corpórea desses indivíduos.

Além do fator genético que determina o número de células gordurosas em um herdeiro, temos também que a obesidade se densenvolve principalmente relacionada ao volume (tamanho) que elas atingem.

O volume (tamanho) das células gordurosas é atingido fundamentalmente pela alimentação, ou eventualmente por ação colateral de alguns medicamentos, ou de algumas doenças endócrino-metabólicas. Estes fatos explicam por que podem existir filhos magros de pais gordos ou filhos gordos de pais magros.

A genética só facilita a compreensão da idéia, porque observamos mais freqüentemente filhos obesos de pais obesos.

Se retirarmos a obesidade desencadeada por ação de alguns medicamentos e de algumas doenças endócrino-metabólicas, que devem ser avaliadas pelo médico especialista, podemos afirmar que a normalidade física (**eutrófico**) está relacionada a um **equilíbrio** entre a quantidade de alimento ingerida (**calorias, energia**) por uma pessoa e as suas necessidades diárias, caracterizadas pelos gastos destas calorias por ela praticada (**exercícios, atos físicos diários**), conforme procuramos demonstrar, de maneira simplificada, no esquema da próxima página.

**As necessidades calóricas são pessoais (individuais)** e não devem ser comparadas com o quanto os outros comem ou fazem, ou seja, este **limite de necessidade calórica é só seu.**

Assim, entendemos que não importam certos conceitos preestabelecidos (preconceitos) freqüentemente expressos pelos obesos:

- **Só quem é gordo sabe como é difícil ficar sem comer.**

- **Eu faço exercício todo dia e sou gordo. Ele não faz nada e é magro.**

- **Eu como pouco e não emagreço.**
  **Ele come mais do que eu e é magro.**

- **Eu engordo de nervoso.**

Vamos raciocinar seguindo o exemplo a seguir:

Se uma pessoa adulta gasta em média 2.100 quilocalorias por dia (kcal/dia) e se alimenta com 3.000 kcal/dia, ela está ingerindo um excesso de 900 kcal/dia, que são armazenadas no corpo sob a forma de gordura.

Sabendo que 9 kcal é igual a 1 g de gordura, se fizermos um cálculo, temos:

| Consumo | Acúmulo | Ganho de Peso |
|---|---|---|
| 9 kcal = 1 g gordura | 900 kcal/dia | 100 g de gordura/dia |
| 100 g de gordura/dia × 7 dias | 700 g de gordura/semana | 0,7 kg/semana |
| 100 g de gordura/dia × 30 dias | 3.000 g de gordura/mês | 3,0 kg/mês |

Você pode fazer o inverso para emagrecer: comer 1.200 kcal/dia e gastar 2.100 kcal/dia.
TROQUE: ACÚMULO e GANHO por REDUÇÃO.

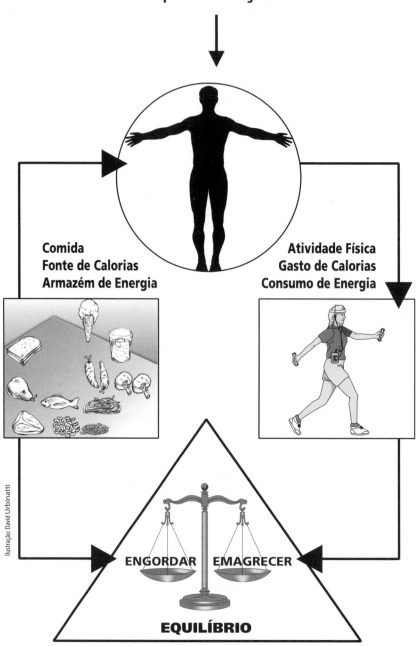

Assim, podemos melhor entender e visualizar por que estes conceitos pre-estabelecidos (preconceitos) não possuem fundamento na maioria dos casos. Vamos analisá-los separadamente com mais atenção:

- **Eu como pouco e não emagreço e ele come mais do que eu e é magro.** Na realidade, para emagrecer, a pessoa tem de comer menos do que os seus gastos energéticos e a sua ingestão atual, não devendo se comparar aos outros. Cada pessoa tem um valor calórico próprio e recomendado para as suas necessidades individuais.

- **Eu faço exercício todo dia e sou gordo. Ele não faz nada e é magro.** Não engordar ou emagrecer depende da sua atividade física (gastos energéticos diários) em associação ao cuidado com a sua ingestão alimentar (dieta).

- **Só quem é gordo sabe como é difícil ficar sem comer.** Para se manter normal (eutrófica), a pessoa deve se privar de comer certos alimentos em determinados momentos. Você tem de comer o que é suficiente para satisfazer suas necessidades fisiológicas e não o que determina o seu apetite (vontade de comer – comer por gula).

- **Eu engordo de nervoso.** O estado emocional caracterizado pelo **nervoso** não tem a capacidade de engordar ninguém. Ele pode fazer com que a pessoa busque o apoio psicológico para se acalmar através do prazer da alimentação, assim como para outros é o fumo, ou o álcool ou as drogas (maconha, cocaína etc.). Será que não existem outras maneiras de uma pessoa se acalmar sem ter de usar o alimento, ou os demais agentes nocivos ao nosso bem-estar físico, como válvula de escape?

## 1.4.2 Problemas psicológicos e psicossociais

Comer para saciar a ansiedade, a angústia, a depressão, o que acaba sendo responsável pela freqüente afirmativa: *Eu não como nada e engordo.* Ou seja: *Eu não como nada que sacie a minha ansiedade, angústia ou necessidade psicológica e engordo.* É a carência afetiva não compensada pela ingestão calórica e piorada pela descompensação corporal (obesidade) e pelo prejuízo da auto-estima.

Os hábitos decorrentes da nossa sociedade de consumo e automatizada têm desencadeado uma série de desequilíbrios, que, como produto final, proporcionam a obesidade.

Estes são alguns exemplos de **hábitos sociais** que procuram demonstrar a realidade diária.

- Reuniões de decisões comerciais ou de encontros profissionais ou sociais são realizadas com refeições (almoços e jantares).

- Fartura na oferta de produtos alimentares nem sempre necessários, fruto do consumismo promovido pelas propagandas (lanches, doces, guloseimas, refrigerantes etc.).

- Comer por gula (perda da saciedade); erros de dieta (dieta não balanceada); meios de transporte automotivos.

- Shoppings (centrais de comércio, alimentação e diversão).

- Aparelhos eletrônicos e com controles remotos acarretam a diminuição da prática de exercícios físicos.

# Capítulo 2
# Nutrição

*Mariana Amaro Castro Maciel*

## 2.1 Introdução

A utilização de cirurgias no trato digestório como método para a redução de peso e melhoria das conseqüências do excesso de peso corporal pode parecer aos mais incautos o simples abandono de dietas e preocupações com a ingestão alimentar. Entretanto, ler, refletir e aprender sobre nutrição e dieta será um dos momentos mais importantes do seu tratamento.

São várias as justificativas para tal importância. A primeira é a avaliação nutricional e prescrição dietética que precedem a cirurgia.

Uma vez decidido que se submeterá a uma intervenção cirúrgica, você deverá consultar-se com a nutricionista da equipe, para que seja feita uma análise apurada do seu caso.

Nesta primeira consulta é feita uma entrevista para se obter um perfil clínico e nutricional do paciente, identificar os seus conhecimentos sobre nutrição e suas expectativas quanto ao tratamento.

Na avaliação clínico-nutricional constam a obtenção do histórico individual e familiar, anamnese alimentar detalhada, exames clínico e antropométrico (medidas de altura, peso, pregas cutâneas, circunferências e bioimpedância) e exames bioquímicos.

Com base em todos esses dados, poderá ser feito finalmente um diagnóstico nutricional, e com base nele será definida a conduta nutricional que regerá sua alimentação no intervalo de tempo que antecede a cirurgia.

Tenha em mente que uma dieta personalizada será calculada especialmente para você, levando-se em conta as suas demandas nutricionais específicas, suas preferências alimentares e sua rotina diária e/ou estilo de vida. É por isso que a primeira entrevista com a nutricionista é mais longa e deve-se dar informações verdadeiras e muito minuciosas, pois, do contrário, as orientações poderão ser inadequadas ao seu caso.

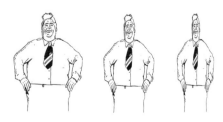

## 2.2 A dieta antes da cirurgia

Isso significa que terei de fazer dieta e perder peso antes da cirurgia? Sim! É muito importante que você se submeta a uma dieta bem controlada, basicamente por três motivos:

1. Na sua primeira consulta é feito um diagnóstico nutricional que informará se há excesso ou deficiência de algum nutriente específico no seu organismo ou se há alguma demanda nutricional específica por algum motivo no seu caso (por exemplo, em indivíduos com anemia ferropriva, há necessidade da inclusão de alimentos fonte de ferro em maior proporção na alimentação diária). Assim, será prescrita uma dieta específica para atender às suas necessidades e garantir o adequado funcionamento de seu organismo, deixando-o apto à intervenção cirúrgica.

2. Esta será uma dieta hipocalórica, para se obter uma redução de pelo menos 10% do seu peso atual antes da cirurgia. Esta redução ponderal é fundamental para que haja uma diminuição da camada adiposa intra-abdominal, uma camada espessa de gordura que recobre os órgãos dentro do abdome e que dificulta o trabalho da equipe de cirurgia, especialmente nos casos de cirurgia pela técnica de videolaparoscopia.

3. Além disso, com a realização de uma dieta bem controlada e balanceada, poderemos verificar como o seu organismo responde à dieta, além de acompanhar de perto o ritmo de seu emagrecimento e a evolução da sua composição corporal, aferindo a perda de peso nos diferentes compartimentos corporais: tecido adiposo (gordura), massa magra (preponderantemente musculatura, órgãos e ossos) e líquidos.

A análise da composição corporal é um ponto que deve ser mais bem explorado: perder peso simplesmente não é o nosso objetivo.

Dizemos isso porque, se formos analisar a fundo, veremos que o peso de nosso corpo é na realidade a somatória de todos os seus compartimentos. E, no caso da obesidade, o que nos preocupa não é o excesso de peso em si, mas o problema do excesso de gordura no corpo e todas as suas conseqüências deletérias à saúde.

Assim, devemos atentar que o simples fato de alguém estar "pesado" não necessariamente determina que está "obeso". Na maioria dos casos, isso pode ser uma verdade, mas para se ter certeza é necessário avaliar quanto a pessoa tem de tecido magro e de tecido adiposo.

Esta diferenciação é especialmente importante quando o cálculo de seu IMC (conforme explicado no capítulo anterior) está na faixa entre 25 e 29,9 kg/m², sendo classificado como excesso de peso.

Com certeza temos aqui um excesso de peso corporal, mas precisamos definir qual compartimento corpóreo está em excesso.

Há diversas técnicas de avaliação nutricional que nos auxiliarão a determinar qual compartimento está em excesso. Dentre elas, as mais utilizadas são a impedância elétrica (ou bioimpedância) e as técnicas de antropometria.

O exame de bioimpedância é feito com o auxílio de um aparelho que passará uma corrente elétrica de baixa voltagem entre diferentes pontos (preestabelecidos) de seu corpo e medirá a resistência que esta corrente encontrou para passar de um ponto ao outro. Ele se baseia no princípio de que a nossa massa magra contém mais água e eletrólitos do que a gordura do corpo. Assim, a massa magra conduziria melhor a corrente elétrica e a massa gorda seria resistente à sua passagem.

De posse das informações relativas à passagem da eletricidade pelo corpo (resistência e reactância) e correlacionando-as a outras informações como peso total, altura, idade e sexo do indivíduo avaliado, o próprio aparelho ou um programa de computador calcula então o percentual de gordura, de massa magra e água do indivíduo, permitindo assim a constatação de excesso ou não de gordura corporal.

Já as técnicas de antropometria são bem mais difundidas e conhecidas. Elas são comumente utilizadas por academias ou centros de treinamento físico e nos fornecem informações muito valiosas, desde que aplicadas com muita acurácia.

A técnica antropométrica mais utilizada é a medição de dobras cutâneas, que se baseia no princípio de que 50% da gordura do corpo se encontra sob a nossa pele, chamada de gordura subcutânea. Assim, este método visa predizer o percentual de gordura através de algumas medidas de espessura de dobras cutâneas em alguns pontos preestabelecidos (realizadas com um aparelho específico – o adipômetro ou paquímetro – que muito popularmente chamam de "pinça") e a correlação das medidas obtidas com tabelas predeterminadas, que extrapolam os valores obtidos para os valores de gordura corporal total, permitindo também predizer o percentual de gordura do avaliado e classificá-lo como obeso ou não.

Desta forma, somente depois de se caracterizar o excesso de peso corporal pelo acúmulo desproporcional de gordura corporal é que se deve realizar uma dieta bem orientada para que se promova a redução do seu tecido adiposo, conservando-se ao máximo sua massa magra e os líquidos corporais.

É por conta disso que dietas da moda ou de restrição muito severa (veja o quadro da página seguinte) não são interessantes nesse (e, diga-se de passagem, em quase nenhum) momento.

Não se assuste, pois, apesar de parecer um tanto quanto complicado, a perda de peso preferencialmente em tecido adiposo é perfeitamente possível. Basta seguir à risca a dieta personalizada que será traçada pela nutricionista.

Mais um segredinho: além das três justificativas mencionadas para o acompanhamento nutricional pré-operatório, uma questão bastante importante é que esta fase que antecede a cirurgia tem um significado decisivo para a equipe multidisciplinar que o acompanha. Além do preparo nutricional, estão sendo verificados disciplina e rigor no cumprimento às orientações feitas.

Não nos leve a mal entendendo que duvidamos do seu caráter ou da sua palavra. É que sabemos dos riscos da desobediência às instruções no pós-cirúrgico.

Não se trata de excesso de zelo, pois qualquer comportamento inadequado de sua parte pode ser prejudicial e comprometer a sua saúde. Por exemplo, se você se esquecer e ingerir algum alimento sólido antes que a cirurgia esteja bem consolidada, isto pode provocar o deslocamento da banda gástrica ou até o rompimento das intersecções realizadas, dependendo do tipo de cirurgia feita.

De uma maneira geral, as dietas de moda são muito restritivas, tanto em termos de alimentos consumidos quanto em termos calóricos. Aqui já temos um primeiro problema: a limitação dos alimentos é um fator crucial para a adesão do indivíduo à dieta. Normalmente ele a segue durante um certo tempo e depois não consegue mantê-la. É por isso que se recomenda a reeducação alimentar, pela qual não necessariamente se reduz muito a quantidade de comida, mas ensina-se a fazer as escolhas certas.

Outro problema deste tipo de dieta é a restrição severa de calorias. Estudos comprovam que dietas muito hipocalóricas podem não fornecer as quantidades ideais de micronutrientes (vitaminas e minerais) essenciais para o bom funcionamento do corpo humano. Isto ocorre tanto pela pequena quantidade de alimentos ingerida quanto pela restrição e monotonia alimentares. Assim, este tipo de dieta realmente proporciona um emagrecimento, mas pode causar prejuízos à saúde do indivíduo.

Mas deve-se esclarecer que se trata de um emagrecimento ilusório, uma vez que estudos de composição corporal demonstram que a pessoa perde água, suas reservas energéticas de glicogênio e até proteína muscular, sendo a fração de gordura pouco significativa quando comparada aos outros componentes corpóreos.

Como resultado, após o término da dieta, o organismo recupera as reservas que foram reduzidas pela dieta, adquirindo novamente todo o peso perdido.

E ainda, para completar, estudos indicam que após uma dieta de restrição severa as pessoas tendem a voltar a se realimentar em excesso, provocando o famoso efeito ioiô, ou do emagrece-engorda-emagrece. A cada retorno ao ciclo, torna-se mais difícil perder a mesma quantidade de gordura e, invariavelmente, menor tempo é necessário para readquiri-la. Isso sem falar que, obviamente, o peso ganho é maior em gordura do que em massa magra.

Com isso, parece claro que as dietas restritivas não passam de promessas ilusórias: promovem uma perda rápida de peso, porém à custa de sérios prejuízos para o organismo. Neste sentido, é muito melhor perder peso lentamente, mas com uma alimentação balanceada, que atenda a todas as suas necessidades nutricionais essenciais e principalmente conservando a sua saúde e qualidade de vida.

## 2.3 A alimentação após a cirurgia

A sua alimentação no pós-operatório imediato será apenas dieta líquida (com líquidos ralos) durante um mês.

Este é o momento que exigirá mais empenho de sua parte no tratamento, pois você terá de seguir, durante um mês, com dieta composta por chás, sucos coados e sopas feitas apenas com a água em que foram cozidos os alimentos.

No primeiro mês pós-operatório a dieta é muito restritiva e até sacrificante, ainda mais para quem sempre esteve habituado a comer sem contenção. Mas é um sacrifício com tempo previsto e controlado – um mês – que é o período mínimo necessário para que o seu sistema digestório se adapte à nova condição anatômica imposta pela cirurgia e que será, em última instância, a garantia do sucesso almejado.

Vamos nos aprofundar um pouco mais na explicação da alimentação durante esse primeiro mês: os alimentos que serão ingeridos deverão estar todos sob a forma líquida (líquidos ralos).

O volume a ser ingerido depende do tipo de cirurgia realizado, ficando a cargo da equipe que o acompanha determinar o volume a ser ingerido em cada uma das tomadas. Provavelmente será um volume pequeno, comparado ao que você come atualmente.

Desta forma, fica a questão: como vamos garantir o aporte mínimo de nutrientes dos quais necessitamos? Uma das maneiras é ampliando o fracionamento da dieta, aumentando o número de vezes que nos alimentamos no dia. Outra é calcular bem a dieta para que sejam ingeridos líquidos ricos em nutrientes essenciais para esse período. Por isso, não será qualquer líquido, suco ou sopa que você poderá tomar.

Os sucos deverão ser preferencialmente feitos com frutas naturais e preparados no momento de sua ingestão, pois alguns nutrientes, como a vitamina C, por exemplo, se oxidam em contato com o ambiente e se degradam, perdendo seu valor nutricional com o passar do tempo.

Seguindo essa mesma linha de raciocínio, os caldos que substituirão suas principais refeições não poderão ser preparados com menos cuidado: deverá se atentar para a qualidade e variedade de seus ingredientes, a fim de assegurar o aporte mínimo possível de nutrientes para o seu organismo.

Lembre-se: agora que você vai ingerir menor quantidade, é preciso se primar pela qualidade!

Depois, num segundo momento, dependendo da sua evolução pós-cirúrgica, você passará para a fase de dieta pastosa/cremosa, quando todos os alimentos a serem ingeridos deverão ser preparados com o mesmo cuidado do primeiro mês, mas poderão ser batidos e ingeridos sob a forma cremosa ou pastosa. Esta fase também poderá durar de quinze dias a um mês. Ou seja, você precisa se preparar para passar aproximadamente dois meses até reiniciar a dieta geral (habitual).

Passado este tempo, chegamos ao momento em que se tem de prestar mais atenção, pois voltar a comer alimentos sólidos não significa retornar a se alimentar como antes da cirurgia, principalmente no que se refere à quantidade e qualidade. Você voltará a ingerir alimentos da maneira como eles são habitualmente preparados, mas continuará em dieta com volume restrito, mesmo após a cirurgia.

E, novamente, por conta deste pequeno volume, deverá manter o fracionamento (5 a 6 refeições diárias) e atentar para a qualidade do que ingere, assegurando-se de que estará ingerindo alimentos que visam suprir suas demandas nutricionais e não somente o paladar e/ou a vontade de comer.

Ou seja: você deverá realizar uma dieta balanceada e nutritiva, com alimentos que forneçam os nutrientes adequados ao bom funcionamento do seu organismo e continuará evitando alimentos fonte de calorias vazias (ou que não forneçam esses nutrientes), como alguns tipos de gordura, os doces, sorvetes de massa, chocolates, refrigerantes e sucos artificiais.

É preocupação da equipe multidisciplinar deixar bem claro que essas fases evolutivas das dietas são imprescindíveis para o sucesso do seu tratamento. Por isso, insistimos e queremos que o paciente reflita bem sobre elas e se questione: será que estou preparado ou disposto a passar por tudo isso?

E mais: **considerando-se a última etapa da sua dieta (balanceada, em pequenos volumes e várias refeições), você notou alguma diferença em relação a outras das dietas que já ouviu falar (e até deve ter tentado seguir por um tempo) numa de suas tentativas anteriores de emagrecimento?**

Provavelmente não! Sabe por quê? Porque, para garantir a sua saúde, a dieta deve ser nutricionalmente balanceada e fracionada, com a única diferença de que a cirurgia vai obrigá-lo a restringir as quantidades.

Você vai fazer a cirurgia porque chegou à conclusão de que não tem capacidade de controlar sozinho as quantidades de alimento que ingere. Mas certamente tem capacidade de se alimentar corretamente!

Pense muito bem sobre essas questões, pois é a mudança de hábito alimentar e do seu estilo de vida que fará com que a sua gordura corporal reduza sem que você se desnutra, perdendo peso sem perder sua saúde.

Você há de concordar que, para chegar a esse excesso de peso, passou por uma combinação (infeliz) de uma série de fatores, entre os quais com certeza estão os seus hábitos alimentares e a postura perante a alimentação.

Sabemos que hábitos alimentares e o significado da alimentação fazem parte da nossa história de vida e são muito difíceis (mas não impossíveis) de serem modificados. E sabemos também que, se não modificarmos esses fatores, dificilmente teremos sucesso em nossa empreitada. Se você é do tipo que come tudo errado e em grandes quantidades, não presta atenção ao que ingere e não pretende mudar esse seu comportamento, pense bem antes de fazer a cirurgia. Se você preferir conservar seus maus hábitos depois da cirurgia, certamente não obterá os resultados desejados e estará criando mais um problema para si.

**Mas, se você está disposto a aprender sobre como é uma alimentação balanceada, se reeducar e aplicar isso na sua vida, por que não começar agora?!**

Conheça um guia para alimentação saudável proposto pela Organização Mundial da Saúde, a **pirâmide dos alimentos**.

## 2.4 Pirâmide alimentar = Boa alimentação = Vida saudável

A pirâmide alimentar é um guia elaborado pelo Departamento de Agricultura dos Estados Unidos (Usda) que visa, através da distribuição gráfica dos alimentos na pirâmide, demonstrar visualmente como devemos organizar a nossa alimentação diária, para garantirmos o aporte de todos os nutrientes dos quais necessitamos no nosso dia-a-dia.

Para entendê-la melhor, precisamos saber que os alimentos são formados por diferentes substâncias que são justamente aquelas das quais o nosso corpo se utiliza: os chamados NUTRIENTES. É por isso que comer "um pouco de tudo" é tão importante: os diversos alimentos são fontes dos diferentes nutrientes dos quais precisamos, nos ajudando a manter o corpo em ordem e com saúde.

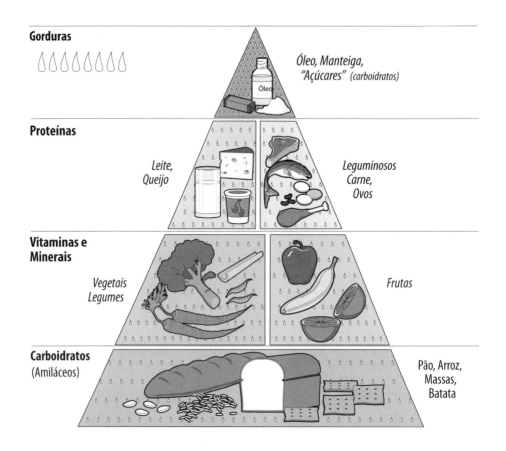

## 2.4.1 Alimento × Nutriente

É preciso esclarecer que os alimentos são na realidade uma mistura de nutrientes, tais como os CARBOIDRATOS, as GORDURAS, as PROTEÍNAS, as VITAMINAS e os MINERAIS.

Nem sempre encontramos todos os nutrientes num só alimento ou preparação. As quantidades fornecidas são diferentes e, desta forma, um alimento tem mais gordura, outro menos e assim por diante.

Quando um alimento tem maior quantidade de algum nutriente específico, dizemos que ele é um alimento-fonte daquele dado nutriente. Por exemplo: o leite é um alimento-fonte de proteína, mas isso não significa que ele contém apenas proteínas. Em sua composição, além desse nutriente, também encontramos um pouco de cada um dos outros, como os carboidratos (sob a forma de lactose) e as vitaminas (como a vitamina A) e os minerais (como o cálcio).

## 2.4.2 Distribuição dos nutrientes na pirâmide

Como você pode ver no desenho da página anterior, a pirâmide alimentar é uma representação gráfica, onde cada um dos andares nela representados abriga alimentos-fonte de um tipo de nutriente e o seu tamanho também nos indica a proporção na qual aquele nutriente deve estar presente em nossa alimentação.

### 2.4.2.1 Na BASE da pirâmide estão os carboidratos

Os carboidratos são compostos orgânicos (em sua maioria sintetizados pelas plantas no processo de fotossíntese – a única exceção é a lactose proveniente do leite) formados por átomos de carbono, oxigênio e hidrogênio, organizados das mais diferentes maneiras, desde as formas mais simples, os chamados "açúcares ou carboidratos simples"[1], constituídos por 3 a 7 átomos de carbono, até as formas mais complexas, formadas por cadeias de 10 ou até mais de 10 mil unidades desses carboidratos simples.

---

1. Vale ressaltar que o termo "açúcar" é utilizado para designar os carboidratos simples, mas não está necessariamente relacionado ao sabor doce dos alimentos que o contêm. Assim, temos alimentos-fonte de carboidratos ou açúcares que têm o sabor doce ou salgado, vai depender dos tipos de açúcares que o compõem e a combinação entre eles.

Os carboidratos simples são os formados por açúcares simples como os monossacarídeos (frutose, glicose, galactose) e os dissacarídeos (sacarose, maltose e lactose).

Já os carboidratos complexos são, na realidade, a união de açúcares simples, formando cadeias maiores, os chamados polissacarídeos, como o amido, o glicogênio e a celulose.

Independentemente do tipo de carboidrato ingerido, após o processo de digestão, todos eles serão convertidos em glicose no nosso organismo e serão absorvidos e utilizados sob essa forma na célula para o fornecimento de energia.

Está aí a grande importância dos carboidratos na nossa alimentação: a glicose é a nossa fonte energética, da mesma forma que a gasolina ou o álcool o é para o automóvel.

É por isso que eles estão na base da pirâmide alimentar, sustentando todos os outros andares e em maior proporção, pois você pode imaginar-se sem combustível?

Quanto ao seu consumo, devemos ingerir de 6 a 11 porções diariamente, lembrando que quem deseja emagrecer deve situar-se mais próximo do limite mínimo.

São exemplos de porções: meio pão francês; 1 fatia de pão de fôrma; 2 biscoitos salgados; ½ xícara de cereal; 3 colheres de sopa de arroz; ½ xícara de massa cozida; 1 batata pequena cozida.

Além disso, estudos recentes indicam que se deve atentar também para o tipo de carboidrato a ser consumido. Um maior consumo de alimentos-fonte de carboidratos complexos e fibras parece estar correlacionado à prevenção e tratamento de diversas doenças crônicas como a obesidade e também a diabetes, doenças cardíacas e até alguns tipos de câncer.

Isto ocorre porque a velocidade de absorção dos carboidratos após a sua digestão é variada, e quanto mais rápida for a sua absorção, elevando rapidamente os níveis de glicose no sangue, mais alto será seu "índice glicêmico". E esta rapidez na velocidade de absorção acarreta uma série de conseqüências, que, no caso da obesidade, o mais importante é a maior secreção de insulina, um hormônio que, além de interromper a oxidação de gorduras nas células, favorecer o armazenamento da energia ingerida e não gastar sob a forma de gordura, ainda pode provocar a busca precoce por alimentação por promover a queda dos níveis de glicose do sangue, redução esta que é interpretada pelo cérebro como ausência de "combustível".

Por outro lado, o consumo de alimentos de carboidratos de baixo índice glicêmico não estimula tanto a secreção da insulina. São geralmente alimentos mais ricos em fibras (carboidratos não digeríveis para os seres humanos), que estão diretamente relacionadas à distensão gástrica, levando a uma maior secreção de hormônios sinalizadores de saciedade.

Os estudos apontam que o consumo de alimentos-fonte de carboidratos de baixo índice glicêmico pode ser uma recomendação para toda a população como uma maneira de promoção da saúde. A própria pirâmide alimentar já demonstra isso: note que os alimentos-fonte de carboidratos complexos estão situados em sua base e lá no topo há uma observação quanto aos açúcares, referindo-se aos alimentos-fonte de carboidratos simples e/ou refinados, os maiores representantes da classe de carboidratos de alto índice glicêmico.

Você pode conferir no quadro da página seguinte que os alimentos de baixo índice glicêmico são os vegetais, os legumes, os alimentos integrais e não refinados, que nos proporcionam uma alimentação rica em fibras, com baixas calorias e ricos em vitaminas e minerais, proporcionando um bom controle do peso, manutenção da saúde e prevenção de doenças crônicas.

Veja no quadro da página seguinte os alimentos-fonte de carboidratos, separados conforme o seu índice glicêmico:

***Observações***:

1. Massas (por exemplo, o espaguete) têm baixo índice glicêmico, independentemente de serem integrais ou não. Entretanto, caso sejam integrais, o índice ainda é menor.
2. Outros fatores devem ser considerados para determinar a resposta glicêmica de uma refeição: a quantidade de carboidratos complexos e simples ingeridos simultaneamente, a presença ou não de fibras, a maneira como foram cozidos os alimentos e principalmente a proporção dos demais nutrientes presentes na refeição – proteínas e gorduras – que determinarão a velocidade de absorção da refeição como um todo.

| Simples - Alto Índice Glicêmico | Complexos - Baixo Índice Glicêmico |
|---|---|
| Pão francês ou de fôrma sem fibras | Pães integrais |
| Biscoitos e bolos feitos com produtos refinados (açúcar e farinha) | Biscoitos e bolos integrais |
| Arroz branco | Arroz integral |
| Flocos de milho açucarados ou não | Granola sem açúcar e cereais integrais |
| Grãos cozidos (milho, trigo, aveia, centeio etc.) | Grão pouco ou não cozidos |
| Tubérculos cozidos e sem casca (batata, mandioca, beterraba) | Tubérculos pouco cozidos e com casca |
| Farinhas refinadas (milho, trigo, mandioca etc.) | Farinhas integrais |
| Mel, açúcar refinado | Açúcar mascavo ou demerara |

### 2.4.2.2 No SEGUNDO ANDAR da pirâmide estão as vitaminas e os minerais

As vitaminas e os minerais são chamados de micronutrientes porque aparecem em menores quantidades nos alimentos. Mas isto não significa que eles não sejam importantes. Muito pelo contrário, eles são fundamentais pois, participam de muitas reações do nosso organismo, permitindo o seu bom funcionamento.

Por exemplo, você nunca ouviu falar que a vitamina C é boa para quem está gripado? Pois é mesmo, ela participa do nosso processo de defesa, auxiliando o organismo a combater as doenças.

São várias as vitaminas (A, B, C, D, E, K, PP etc.) e os minerais (cálcio, magnésio, ferro, zinco, selênio, cobre etc.) que estão distribuídos em todos os alimentos que comemos. Se formos analisar um a um, precisaremos de mais um livro! Mas podemos agrupá-los e analisá-los conforme a "família" à qual eles pertencem... Vamos lá!

Considerando as **vitaminas**, sabemos que elas são compostos orgânicos essenciais para a ocorrência de todas as reações químicas que ocorrem em nosso organismo. De maneira geral, são nutrientes que não podem ser sintetizados pelo organismo humano, por isso devem ser ingeridas via alimentação ou sintetizadas por microorganismos presentes em nosso trato intestinal.

Elas são classificadas de acordo com a sua solubilidade em água, fator este que determina a sua estabilidade química, a sua distribuição entre os alimentos e fluidos orgânicos e a capacidade de nosso organismo em armazená-las ou não.

A primeira "família" das vitaminas é a das **vitaminas lipossolúveis**, que são aquelas que se dissolvem em gorduras, sendo normalmente absorvidas junto a um lipídio, transportadas junto a lipoproteínas no sangue e armazenadas em nosso tecido adiposo. São elas as vitaminas A, D, E e K.

Veja nos quadros a seguir suas principais funções e alimentos-fonte:

| VITAMINA A | |
|---|---|
| Função | Atua no processo de visão. Ajuda na saúde da pele e dos ossos. Fortalece o sistema imunológico (defesa do organismo). |
| Fonte alimentar | Fígado, leite , ovos, salmão, vegetais amarelados (cenoura, abóbora, mamão, pêssego) e vegetais de folhas verdes escuras (folha de nabo, couve-manteiga, mostarda, espinafre, brócolis). |
| **VITAMINA D** | |
| Função | Auxilia na absorção do cálcio e fosfato no intestino. |
| Observação | Além de ser obtida na alimentação, pode ser sintetizada na pele a partir da luz solar. |
| Fonte alimentar | Manteiga, nata, gema de ovo, fígado, peixes gordurosos e óleo de fígado de peixes. |
| **VITAMINA E** | |
| Função | Potente antioxidante e previne a ação dos radicais livres. Relacionada à fertilidade (hormônios). Diminui os sintomas da TPM. |
| Fonte alimentar | Óleo de germe de trigo, óleos em geral, castanha-do-pará, amêndoas e sementes oleaginosas, leite, folhas de nabo e beterraba, alho-poró, brócolis, couve-de-bruxelas. |

| VITAMINA K | |
|---|---|
| Função | Relacionada ao processo de coagulação do sangue. |
| Observação | Além de ser obtida na alimentação, pode ser sintetizada no intestino pela flora bacteriana normal. |
| Fonte alimentar | Vegetais folhosos (brócolis, repolho, espinafre, nabo e alface), manteiga, queijo, fígado de boi, aveia e trigo integral. |

Fonte: MAHAN, L.K.; Arlin, M.T. *Krause: Alimentos, Nutrição e Dietoterapia*. São Paulo: Roca, 1995. 8. ed.

O outro grupo de vitaminas é composto pelas **vitaminas hidrossolúveis**, ou que se dissolvem em água. São, em sua maioria, componentes dos sistemas enzimáticos que regem as reações orgânicas. Justamente devido à sua solubilidade em água, são vitaminas que não são armazenadas em nosso organismo, sendo a parte ingerida e não utilizada excretada principalmente via urina. Por isso, sua reposição diária é imprescindível.

Dentre as vitaminas hidrossolúveis, temos todas as do chamado complexo B, a vitamina C e a biotina.

| COMPLEXO B | |
|---|---|
| Função | Envolvidas no metabolismo de carboidratos, no processo de produção de energia, de formação das células sanguíneas e de transmissão nervosa. |
| Fonte alimentar | Fígado, sementes oleaginosas, grãos integrais e cereais enriquecidos, levedo de cerveja, vegetais e frutas em geral. |
| BIOTINA | |
| Função | Relacionada ao metabolismo das vitaminas do complexo B . |
| Observação | Além de ser obtida na alimentação, pode ser sintetizada no intestino pela flora bacteriana normal. |
| Fonte alimentar | Rim, fígado, gema de ovo, cogumelo, melancia, morango, banana, amendoim. |

| VITAMINA C | |
| --- | --- |
| Função | Antioxidante (previne a ação dos radicais livres). Fortalece o sistema imunológico (defesa). Diminui os sintomas de stress emocional e fadiga. Aumenta a absorção do ferro. Favorece a síntese de colágeno, garantindo a estrutura celular dos tecidos conjuntivos e ossos. |
| Fonte alimentar | Vegetais crus (couve, espinafre, pimentões, tomate) e frutas ácidas e cítricas (morango, acerola, laranja, limão). |

*Fonte: MAHAN, L.K.; Arlin, M.T. Krause: Alimentos, Nutrição e Dietoterapia. São Paulo: Roca, 1995. 8. ed.*

Já no que se refere aos **minerais**, a análise de nosso organismo revela uma grande variedade deles, porém os estudos ainda não se esgotaram, podendo haver também algum composto pouco conhecido ou ainda a ser desvendado.

Assim como as vitaminas, os minerais também são divididos em dois grupos, porém o critério para essa divisão é a sua necessidade de ingestão diária. São chamados de **macrominerais** aqueles cuja demanda é maior que 100 mg/dia, cálcio, fósforo, magnésio, enxofre, sódio, cloro e potássio. Já aqueles que preenchem nossas necessidades em quantidades menores que 100 mg/dia são chamados como **microminerais** ou **oligoelementos**, que pertencem ao grupo: ferro, fósforo, zinco, entre outros.

Vejamos nas tabelas a seguir suas funções e alimentos-fonte.

*Macrominerais*

| CÁLCIO | |
| --- | --- |
| Função | Manutenção de ossos e dentes, envolvido na transmissão nervosa e batimentos cardíacos. |
| Observação | Sua absorção é majoritariamente dependente da vitamina D. |
| Fonte alimentar | Leites e derivados, vegetais verde-escuro (couve, folhas de nabo, mostarda e brócolis), sardinhas, salmão e frutos do mar. |

| FÓSFORO | |
| --- | --- |
| Função | Componente estrutural de ossos e dentes e de alguns componentes das demais células. Relacionado também ao processo de obtenção de energia através da glicose. |
| Fonte alimentar | Carnes, aves, peixes, ovos, leites e derivados, amêndoas e cereais integrais. |

## MAGNÉSIO

| | |
|---|---|
| Função | Envolvido na contração muscular e excitabilidade nervosa. Também é um componente da estrutura óssea. |
| Fonte alimentar | Castanhas e sementes oleaginosas, legumes, cereais integrais e vegetais verdes (componente da clorofila). |

## ENXOFRE

| | |
|---|---|
| Função | Presente nos aminoácidos componentes de proteínas (cistina, cisteína e metionina). Componente de proteínas da pele, cabelo e unhas. |
| Fonte alimentar | Alimentos de origem animal. |

## CLORO, POTÁSSIO e SÓDIO

| | |
|---|---|
| Função | Componentes dos fluidos corpóreos, responsáveis pelo balanço hídrico, equilíbrio osmótico e controle do pH do organismo. |
| Fonte alimentar | Sódio e cloro: grande fonte alimentar é o cloreto de sódio (sal de cozinha), mas são amplamente distribuídos em todos os alimentos. |
| | Potássio: também facilmente encontrado em vários alimentos, mas preferencialmente em frutas, vegetais e cereais. |

*Fonte: MAHAN, L.K.; Arlin, M.T. Krause: Alimentos, Nutrição e Dietoterapia. São Paulo: Roca, 1995. 8. ed.*

### *Principais microminerais*

## FERRO

| | |
|---|---|
| Função | Transporte de oxigênio (é um componente da hemoglobina); metabolismo celular; resistência imunológica (sistema de defesa do organismo). |
| Fonte alimentar | Fígado e miúdos, carnes vermelhas, partes escuras do frango, gema de ovo, feijões, melaço, cereais fortificados. |

## ZINCO

| | |
|---|---|
| Função | Participa dos processos de transporte e sistema imunológico. Relacionado com a informação genética. Auxilia na saúde da pele (associado a vitaminas A e C). |
| Observação | É difícil de ser ingerido porque o solo é pobre neste mineral. |
| Fonte alimentar | Germe de trigo, carnes, frango, peru, leite e derivados, farinha de trigo, ervilha, fubá, grão de bico, arroz, maçã. |

## COBRE

| | |
|---|---|
| Função | Participa de enzimas prevenindo a ação de radicais livres e a produção de energia. |
| Fonte alimentar | Ostras e crustáceos, fígado, rins, chocolate, nozes e sementes oleaginosas, cereais integrais, frutas secas. |

## IODO

| | |
|---|---|
| Função | Participa dos hormônios da tireóide – responsáveis principalmente pela regulação do metabolismo. |
| Fonte alimentar | Frutos do mar em geral, moluscos, lagostas, sal de cozinha iodado. |

## FLÚOR

| | |
|---|---|
| Função | Conserva o esmalte dentário e é constituinte da matriz óssea. |
| Fonte alimentar | Água potável e alimentos preparados com água fluoretada. |

## CROMO

| | |
|---|---|
| Função | Manutenção do metabolismo de carboidratos e lipídeos. |
| Fonte alimentar | Levedo de cerveja, ostras, fígado, batatas, cereais de trigo integrais e frutas frescas. |

## COBALTO

| | |
|---|---|
| Função | Componente da vitamina B12, diretamente relacionado às células sanguíneas. |
| Fonte alimentar | Fígado, rins, ostras, mariscos, aves. |

## SELÊNIO

| | |
|---|---|
| Função | Participa da enzima glutationa peroxidase prevenindo a ação de radicais livres. |
| Fonte alimentar | Grãos, cebolas, carnes, leite e vegetais variados. |

## MANGANÊS

| | |
|---|---|
| Função | Constituinte de enzimas que combatem os radicais livres e outras relacionadas ao metabolismo de carboidratos e lipídeos. Está associado à formação de tecidos conjuntivos, ossos crescimento e reprodução. |
| Fonte alimentar | Grãos integrais, legumes, castanhas e chá. |

## MOLIBDÊNIO

| | |
|---|---|
| Função | Constituinte de enzimas e algumas proteínas orgânicas. |
| Fonte alimentar | Legumes, cereais integrais, vegetais de folhas verde-escuro e vísceras. |

Fonte: MAHAN, L.K.; Arlin, M.T. *Krause: Alimentos, Nutrição e Dietoterapia*. São Paulo: Roca, 1995. 8. ed.

Sabemos que são muitos os micronutrientes de que necessitamos e mais variadas ainda são suas fontes. Mas o importante é termos sempre em mente que precisamos de todos eles para uma alimentação saudável e só os obteremos se variarmos bastante os alimentos que ingerimos, uma vez que cada um deles conterá diferentes vitaminas e minerais.

Para você ter uma idéia: a recomendação da pirâmide é que devemos consumir de 3 a 5 porções de diferentes vegetais e de 2 a 4 porções de frutas variadas por dia.

São exemplos de porções:

- *Vegetais:*
  1 xícara de folhas cozidas ou 2 xícaras de folhas cruas; 1 xícara de legumes crus ou cozidos

- *Frutas:*
  1 xícara de qualquer fruta picada; 1 maçã; 1 banana; 1 fatia grossa de melão; 1 laranja grande;  1 pêssego; 1 pêra; 1 fatia de abacaxi; 8 morangos grandes; 1 xícara de suco de fruta natural

Analisando sua alimentação atual, será que você atinge essa recomendação atualmente?

### 2.4.2.3  No TERCEIRO ANDAR da pirâmide estão as proteínas

Este é um outro tipo de nutriente, sem o qual o nosso corpo não sobreviveria.

As proteínas foram os primeiros nutrientes identificados como vitais para os tecidos vivos. Seu nome é derivado da palavra grega "proteus", que significa "de importância vital".

Elas se diferem dos demais nutrientes em termos de estrutura química, pois contêm em sua estrutura, além de carbono, hidrogênio e oxigênio, moléculas de nitrogênio e, em alguns casos, outros elementos como ferro, fósforo e cobalto.

As principais atribuições das proteínas no nosso organismo estão relacionadas à sua função estrutural, sendo responsáveis pela "construção" de nossos tecidos corporais, como os tijolos de uma casa. Por isso são tão importantes para o crescimento de uma criança ou até para a cicatrização de cortes em nossa pele.

Na realidade, as proteínas são como "correntes" formadas por elos, os chamados aminoácidos. Embora já tenham sido descritos mais de 300 tipos de aminoácidos, os mais freqüentes em nosso organismo giram em torno de 20, e o que difere uma proteína da outra é a combinação entre eles.

Dentre os aminoácidos encontrados em nosso organismo, pode-se subdividi-los em essenciais e não-essenciais. Os essenciais são aqueles que o nosso organismo não é capaz de sintetizar endogenamente e precisam ser consumidos através da alimentação.

Quase todos os aminoácidos apresentam funções específicas em nosso organismo. Por exemplo, a título de ilustração, temos: o *triptofano*, que é precursor da vitamina niacina e do neurotransmissor serotonina. A *fenilalanina* é precursora da tirosina e, juntas, podem formar os hormônios tiroxina e adrenalina. A *glicina* neutraliza substâncias tóxicas se ligando a elas e sendo excretada, e assim por diante.

Desta forma, combinando os aminoácidos entre si, formamos proteínas com variados tamanhos de cadeia e até com diferentes conformações espaciais, o que lhes confere uma ampla gama de funções orgânicas.

Uma forma de classificação das proteínas se dá através de sua composição aminoacídica. Quando a proteína apresenta em sua composição as concentrações ideais de aminoácidos (mais semelhantes às concentrações encontradas nos tecidos humanos), ela é chamada de proteína de alto valor biológico. Entretanto, quando ocorre a ausência de algum dos aminoácidos essenciais ou ele se encontra em menores quantidades, esta deficiência é chamada de *fator limitante* da utilização desta proteína (ou aminoácido limitante).

As proteínas de alto valor biológico são facilmente encontradas em todos os produtos de origem animal: todos os tipos de carne, leite, seus derivados, como queijos e iogurtes, e ovos de qualquer animal.

Já as proteínas de baixo valor biológico são encontradas em alguns alimentos de origem vegetal, como as encontradas nas leguminosas (feijões, soja, lentilha, ervilha) e nas sementes oleaginosas (como amendoim, castanhas e amêndoas). É por conta desta limitação das proteínas vegetais que indivíduos que optam pelo vegetarianismo devem calcular muito bem suas refeições[2].

Em termos de quantitativos, para indivíduos não vegetarianos, a recomendação é o consumo de 2 a 3 porções de laticínios e de 2 a 3 porções de carnes e leguminosas por dia.

São exemplos de porções:

- *Leite e derivados*
  1 xícara de leite;
  1 copo de iogurte;
  2 fatias de queijo;
  ½ xícara de ricota

- *Carnes e leguminosas*
  1 filé pequeno de carne ou de frango;
  1 posta pequena de peixe;
  ½ de xícara de leguminosas cozidas (feijão, lentilha, ervilha etc.);
  1 ovo;
  aproximadamente ½ xícara de sementes: 12 amêndoas, 24 pistaches, 7 metades de nozes.

### 2.4.2.4 No TOPO da pirâmide estão as gorduras ou lipídeos

Apesar de popularmente se utilizar mais o termo "gordura" dos alimentos, em se tratando de nomenclatura o mais correto seria utilizarmos o termo "lipídeo", que se refere a um grupo de componentes que engloba os "óleos (estado líquido), gorduras, ceras (ambas em estado sólido) e componentes correlatos", encontrados nos alimentos e no organismo humano.

---

2. O princípio da **complementaridade protéica** deve nortear as dietas vegetarianas. Uma variedade de combinações oferecerá eficientemente proteínas de alta qualidade. A ingestão de proteínas cereais, como a do arroz, que contém todos aminoácidos essenciais, mas em proporções inferiores à adequada, quando combinada às proteínas das leguminosas, oferecerá aminoácidos suficientes para permitir a síntese protéica adequada. Isto porque a proteína cereal tem como aminoácidos limitantes a lisina e a treonina, mas é rica em metionina. Já a proteína das leguminosas tem como aminoácido limitante a metionina, mas é rica em lisina e treonina. Desta forma, uma complementa a deficiência da outra, formando uma proteína de alto valor biológico.

De qualquer forma, são componentes que apresentam as seguintes características em comum: são insolúveis na água e solúveis em alguns solventes orgânicos (como o éter e o clorofórmio) e são passíveis de serem utilizados pelo nosso organismo.

As gorduras dos alimentos, assim como os carboidratos, também são fornecedoras de energia. Mas elas não podem ser consumidas em grandes quantidades, pois fornecem mais energia que os carboidratos.

O nosso organismo é uma máquina tão bem regulada que quando temos energia sobrando, somos capazes de armazená-la, na forma de gordura. Assim, aquela "barriguinha" que algumas pessoas têm é resultado do exagero no consumo de energia, que o nosso corpo armazenou.

Os lipídeos são a maior forma de reserva energética de nosso organismo, além de atuarem como componentes das membranas das células. Dentro de nosso organismo, os lipídeos se encontram sob diversas formas: ácidos graxos não esterificados ou ácidos graxos livres (AGL); triacilgliceróis ou triglicerídeos; fosfolipídeos; glicolipídeos; esteróides e poliisoprenóides.

A maioria das gorduras é constituída por 98% a 99% de triglicerídeos, que por sua vez são constituídos cada um por três ácidos graxos ligados a uma molécula de glicerol. Existem 24 ácidos graxos comuns que diferem quanto ao tamanho da cadeia e quanto ao número e à natureza da saturação de seus carbonos.

Assim como no caso das proteínas, a conformação de seus constituintes é que dará a sua classificação. Um ácido graxo cuja cadeia carbônica contenha todos os átomos de hidrogênio possíveis é chamado de ácido graxo saturado. Se ele contiver uma dupla ligação (ou seja, está faltando um hidrogênio em sua cadeia) é chamado de ácido graxo monoinsaturado e, se contiver duas ou mais duplas ligações, é chamado de ácido graxo poliinsaturado.

O grau de saturação dos ácidos graxos tem sido muito divulgado por conta de sua relação com as doenças do sistema cardiovascular. Estudos populacionais indicam que um maior consumo de gordura mono e poliinsaturadas no lugar das gorduras saturadas é muito benéfico, proporcionando melhora nos níveis de colesterol no sangue e diminuiçao do risco de doenças cardiovasculares.

Um tipo pior de gordura saturada é a chamada gordura *trans*, também muito divulgada ultimamente. A gordura *trans* é na realidade o produto da hidrogenação artificial de gorduras poliinsaturadas e parece ser ainda mais prejudicial para o aumento do mau colesterol e risco de desenvolvimento de doença arterial coronária.

O organismo humano é capaz de produzir todos os ácidos graxos de que precisa, com exceção apenas de dois deles, os chamados ácidos graxos essenciais, ômega 3 e ômega 6. Tal denominação indica a localização da primeira dupla ligação entre seus carbonos, ou seja, o ácido linoléico é designado um ácido graxo ômega 6 porque sua primeira dupla ligação se encontra no sexto carbono; e o ácido linolênico é um exemplo de ácido graxo ômega 3, por possuir a primeira dupla ligação no terceiro carbono.

Esses ácidos graxos essenciais são encontrados em nosso organismo nos ésteres de colesterol e fosfolipídeos no plasma. Também são precursores de prostaglandinas, tromboxanos e prostaciclinas, substâncias que participam da regulação da pressão sangüínea, freqüência cardíaca, coagulação do sangue, metabolismo e transporte de lipídeos, resposta imunológica, manutenção da integridade das membranas celulares e do sistema nervoso central.

Quanto aos demais ácidos graxos, encontram-se em nosso organismo normalmente associados ao glicerol, formando triacilgliceróis (TG) ou fosfolipídeos (FL). Os triglicerídeos são o conjunto de três moléculas de ácidos graxos ligados ao grupamento hidroxila da molécula de glicerol e os fosfolipídeos são duas moléculas de ácido graxo ligadas ao glicerol, que tem o seu terceiro grupo hidroxila ligado ao ácido fosfórico.

Mas lembre-se: apesar de não poderem ser abolidos totalmente de sua dieta, os lipídeos são muito mais calóricos que os demais nutrientes. E é justamente por serem mais energéticas que as gorduras estão situadas no menor andar da pirâmide, indicando que o seu consumo deve ser muito reduzido.

Ademais, se você prestar atenção, verá que no topo da pirâmide estão as gorduras representadas por pequenos triângulos brancos, que também se espalham por todos os andares da pirâmide.

Sabe por que isso? Porque, além dos alimentos fontes de gordura, temos de lembrar que a maioria das preparações que ingerimos contêm gordura. Por exemplo, ao comermos uma simples verdura refogada, temos de nos lembrar que ela foi refogada em algum tipo de gordura, seja óleo, azeite ou margarina, acrescentando alguns lipídeos a ela.

Temos de tomar muito cuidado com isso: raramente ingerimos o alimento como ele ocorre na natureza. Muitas vezes ingerimos preparações de alimentos, que os combinam entre si de forma agradável ao nosso paladar. Mas é preciso, antes de comer, prestar atenção ao modo como ele foi feito, devendo se evitar os pratos que requerem muita gordura no preparo, como frituras de imersão (como pastéis e bolinhos, pois eles são mergulhados em algum tipo de gordura para fritar), massas preparadas com muita gordura (como as massas podres das empadinhas), frango assado com a pele (melhor retirar antes de preparar), preparações com molhos (muitas vezes estes molhos são à base de manteiga, maionese ou creme de leite) etc.

Para que você possa vigiar mais a sua alimentação, veja o quadro de alimentos fontes de gorduras:

| Tipo de Gordura | Alimentos-Fonte |
|---|---|
| Gordura saturada | Carnes, manteiga, óleo de dendê e coco, banha |
| Colesterol | Cortes gordos e vísceras de boi, porco, carneiro, lingüiças, salsichas, frios e embutidos, laticínios integrais, gema de ovo |
| Gordura trans | Margarinas, maionese, gordura vegetal hidrogenada, frituras, produtos industrializados: biscoitos, sorvetes, batatas fritas, bolos e massas |
| Gordura monoinsaturada | Abacate, azeite, azeite de oliva, óleo de canola |
| Gordura poliinsaturada | Óleo de açafrão e girassol |
| Ômega 3 | Óleo de canola e soja, nozes, semente de soja, germe de trigo, linhaça, óleos de peixe (cavalinha, salmão, anchova, manjuba, tainha, truta, sardinha) |
| Ômega 6 | Óleo de milho, soja, algodão, gergelim, girassol, nozes, grãos |

Fontes: MAHAN, L.K.; ARLIN, M.T. *Krause: Alimentos, Nutrição e Dietoterapia*. São Paulo: Roca, 1995. 8. ed. e
SIZER, F. WHITNEY, E. *Nutrição: Conceitos e controvérsias*. São Paulo: Manole, 2003.

Em termos de recomendações quantitativas do consumo de lipídeos, normalmente a alimentação regular já os oferece em quantidade adequada ou até maior do que a necessária, não sendo necessário adicioná-los à dieta, pois, como se pode notar na tabela acima, eles já ocorrem nos alimentos e estão presentes nas suas preparações (por exemplo, óleo utilizado para cozinhar).

Assim, neste caso específico, o mais importante não é contabilizar o quanto consumimos, mas sim o tipo de gordura ou óleo ingerido. De qualquer forma, a título de ilustração, se pudéssemos isolar todos os lipídeos que consumimos ao longo do dia, o seu consumo estaria limitado a 6–7 colheres de chá diárias.

## 2.5 Conclusão

Veja agora as dicas para você estudar e pensar sobre como melhorar a sua alimentação e ganhar saúde.

Lembre-se de que os alimentos são na realidade uma mistura de nutrientes. Cada um desses nutrientes é substância química diferente e desempenha funções diversas em nosso organismo.

Os principais nutrientes e suas funções são:

| **CARBOIDRATOS** – nutriente que nos fornece a energia para o dia-a-dia. |
| --- |
| **Recomendações:** Prefira os alimentos integrais, pois são fontes de carboidratos com baixo índice glicêmico e ricos em fibra. Se deseja perder um pouco de peso, consuma-os com moderação. |

| **LIPÍDEOS** – nutriente mais energético que os carboidratos. |
| --- |
| **Recomendações:** evite os alimentos ricos em gorduras saturadas e ácidos graxos trans. Não deixe de incluir fontes de ácidos graxos essenciais – ômega 3 e 6. Use sempre quantidades mínimas e cuidado com as gorduras embutidas nas preparações dos alimentos. |

| **PROTEÍNAS** – nutriente que garante a estrutura de nosso organismo. |
| --- |
| **Recomendações:** prefira sempre as versões light e desnatadas dos leites e laticínios. No caso das carnes, prefira os cortes magros, as aves e, peixes. Procure sempre combinar as proteínas vegetais (como ingerir sempre as leguminosas com os cereais – caso do arroz com feijão, por exemplo) para garantir uma proteína de alto valor biológico. |

| **VITAMINAS E MINERAIS** – desempenham diversas funções reguladoras das reações que ocorrem no corpo humano. |
| --- |
| **Recomendações:** como são diversas as vitaminas e os minerais e também seus alimentos-fonte, para não errar nesse caso, basta consumir frutas, verduras e legumes diferentes durante dia: aqui, variedade e quantidade são o segredo do sucesso! |

Com este capítulo, tentamos apresentar a você o que está por trás do simples ato de se alimentar e desmistificar a idéia de que alimentação saudável significa comer apenas vegetais e dispensar as comidas preferidas.

Basta apenas saber combiná-las e distribuí-las de uma maneira harmônica e balanceada, seguindo as proporções da pirâmide.

Obviamente, a pirâmide é uma orientação populacional, que deve ser personalizada em função do seu caso, história clínica e alimentar, estilo de vida e rotina. A nutricionista é componente da equipe multidisciplinar justamente para ajudá-lo nesse sentido.

Mas, seguindo suas orientações e nos guiando também pela pirâmide, garantiremos boa nutrição e saúde, sem perder o prazer das coisas boas da vida!

## Capítulo 3
# Desmistificando a Obesidade Severa

*Albino A. Sorbello*

Seguindo a linha de raciocínio proposta no esquema de como se manter normal (eutrófica) apresentado anteriormente, demonstramos a seguir quatro esquemas que explicarão, de forma ilustrada e simplificada, as razões de como engordar ou emagrecer.

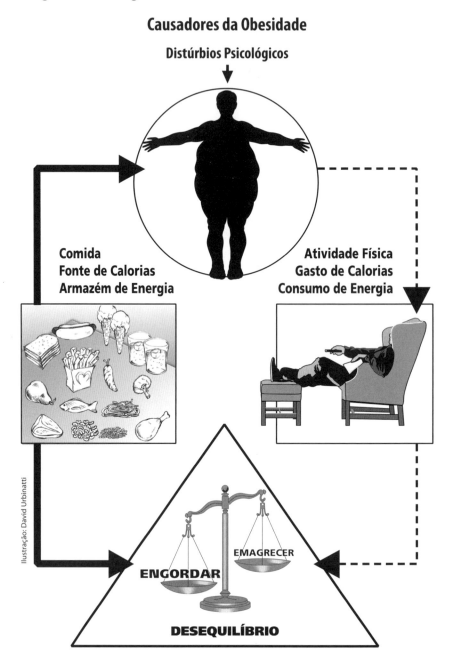

## Emagrecimento Proposta I:
## Gasto energético

Aumentar os gastos com atividade física

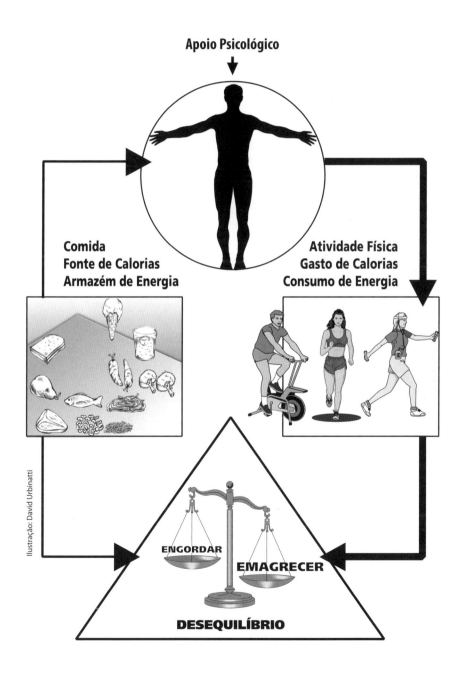

# Emagrecimento Proposta II:
## Restritiva

Restringir (diminuir) a ingestão de comida, induzindo a saciedade (sentir-se satisfeito) com pouco alimento

**Medicamentos indutores da saciedade:**

- Sibutramina

**Cirurgias restritivas:**

- Balão intragástrico
- Banda (Anel) gástrica ajustável
- "Bypass" Fobi-Capella
- Wittgrove (Y de Roux Videolaparoscópico com alça curta)

**Recomendações pós-operatórias:**

- Dieta sólida. Mastigar bem. Comer sem pressa.
- Evitar líquidos às refeições, chocolates, leite condensado, sorvetes e similares.
- Reposição ocasional de ferro, vitaminas e oligoelementos (sais minerais).

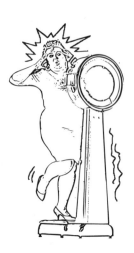

## Emagrecimento Proposta II: Restritiva

Restringir (diminuir) a ingestão de comida, induzindo a saciedade (sentir-se satisfeito) com pouco alimento

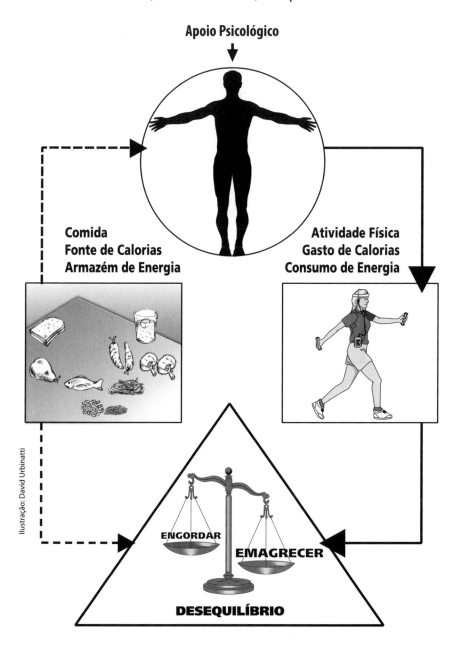

# Emagrecimento Proposta III:
## Disabsortivas

Não aproveitar o que se come (menor absorção dos alimentos), com mais liberdade para se alimentar (com maior volume)

**Medicamentos:**

- Orlistat

**Cirurgias:**

- Y de Roux Videolaparoscópico com alça longa
- Scopinaro
- Spa Cirúrgico
- Hess-Marceaux (Duodenal Switch)

**Recomendações pós-operatórias:**

- Dieta pobre em gorduras e açúcares.
- Evitar líquidos às refeições, chocolates, leite condensado, sorvetes e similares.
- Reposição obrigatória de ferro, vitaminas e oligoelementos (sais minerais).
- Uso de remédios para evitar úlceras pépticas gástricas ou duodenais (Inibidores de Bomba de Prótons – IBP).

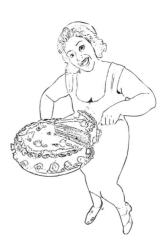

## Emagrecimento Proposta III:
## Disabsortivas

Não aproveitar o que se come (menor absorção dos alimentos),
com mais liberdade para se alimentar (com maior volume)

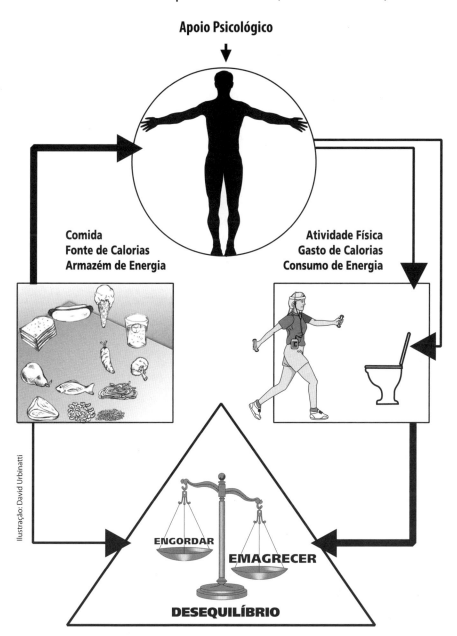

# CAPÍTULO 4
# ANATOMIA E FISIOLOGIA

*Albino A. Sorbello*

| Nº | ÓRGÃO | PRODUZ | ABSORVE |
|---|---|---|---|
| **1** | **Cardia:** transição do esôfago com o estômago | | |
| **2** | **Estômago** | Pepsinogênio Vitamina B12, Fator intrínseco (anemia) | • Função do suco gástrico: digestão dos alimentos<br>• Proteínas e carboidratos (Amiláceos) |
| **3** | **Piloro:** transição do estômago para o duodeno | | |
| **4** | **Duodeno** | Recebe a bile e o suco do pâncreas | • Fe = Ferro (anemia)<br>• Ca = Cálcio (osteoporose)<br>• Zn = Zinco (cicatrização)<br>• Vit. B1 (anemia)<br>• <Gorduras e >Carboidratos |
| **5** | **Jejuno** | Água Recebe a bile e o suco do pâncreas | • Vit. D (osteoporose)<br>• Vit. K (coagulação)<br>• Vit. B1 (anemia)<br>• Ácido fólico (ins. cardíaca)<br>• < Gorduras e < Proteínas) |
| **6** | **Íleo** | Recebe a bile e o suco do pâncreas | • Vit. B12 (anemia)<br>• Fator intrínseco (anemia)<br>• Proteínas |
| **7** | **Íleo terminal** | Recebe a bile e o suco do pâncreas | • Bile |
| **8** | **Intestino grosso** (Cólon) | | • Água |
| **9** | **Fígado** | Bile | • Função da bile: digestão dos alimentos gordurosos |
| **10** | **Vesícula biliar** | Armazena a bile | |
| **11** | **Pâncreas** | Suco do pâncreas (Amilase e Lipase) | • Função do suco: digestão dos alimentos gordurosos e protéicos |

Procuramos neste esquema definir alguns nomes anatômicos que serão mencionados por ocasião das descrições das diferentes técnicas operatórias empregadas no controle da Obesidade Severa (mórbida). Relacionamos também, de maneira bem compacta, onde ocorrem anatomicamente a produção de algumas substâncias responsáveis pela absorsão dos principais nutrientes componentes de uma refeição balanceada, conforme apresentada na pirâmide alimentar.

## Anatomia

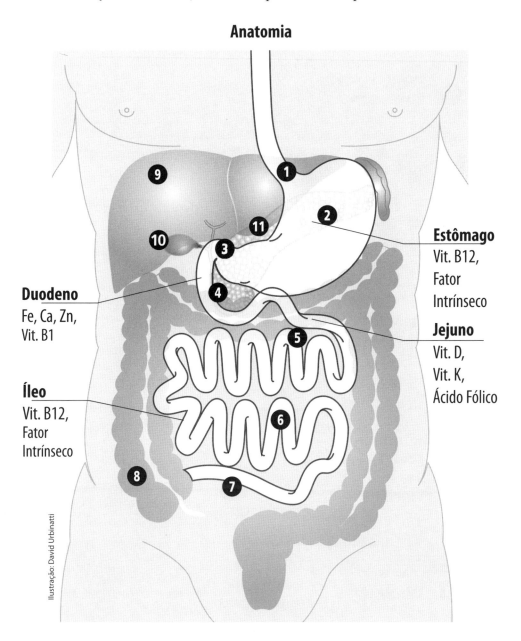

**Estômago**
Vit. B12,
Fator
Intrínseco

**Duodeno**
Fe, Ca, Zn,
Vit. B1

**Jejuno**
Vit. D,
Vit. K,
Ácido Fólico

**Íleo**
Vit. B12,
Fator
Intrínseco

Ilustração: David Urbinatti

##### Capítulo 5
# Esquemas dos Tipos de Operações

*Albino A. Sorbello*

## 5.1 Introdução

Com exceção do balão intragástrico, que é realizado com sedação e por endoscopia peroral, todas as cirurgias para controle da Obesidade Severa (mórbida) são efetuadas com anestesia geral e poderão ser praticadas pela cirurgia convencional (com corte) ou por videocirurgia (através de furos), sendo que esta escolha quanto ao tipo da via de acesso está mais relacionada com a técnica preferida pela equipe cirúrgica do que com as condições físicas particulares de cada cliente.

## 5.2 Considerações gerais sobre os tratamentos operatórios

Por serem procedimentos operatórios realizados em doentes de alto risco, que por isso mesmo são classificados como Obesos Severos (mórbidos), estão sujeitos às mesmas complicações que qualquer pessoa tem ao necessitar de um tratamento cirúrgico deste tipo, agravadas pelas suas condições mórbidas.

Assim, independentemente da técnica cirúrgica a ser aplicada, esses doentes poderão apresentar problemas anestésicos e alterações cardíacas, pulmonares e vasculares.

### 5.2.1 Problemas anestésicos

E, como decorrência, necessitam despertar da anestesia em Unidade de Terapia Intensiva (UTI) com respiração através de aparelhos.

### 5.2.2 Alterações cardíacas, pulmonares e vasculares

- Crises de hipertensão arterial sistêmica (pressão alta)
- Arritmias cardíacas
- Infartos do miocárdio
- Atelectasias (falta de aeração) pulmonares
- Pneumonias
- Embolias pulmonares
- Tromboflebite (tromboses, flebites)
- Acidente vascular cerebral (AVC – derrame)

O bom preparo clínico pré-operatório é fundamental na prevenção dessas complicações.

Destacamos, dentre outros, a necessidade de se emagrecer antes da cirurgia, no mínimo 10% do peso corpóreo, não só com dieta, mas principalmente com a prática de exercícios físicos cabíveis às condições clínicas de cada doente.

## 5.3 Esquemas dos tipos de operações

### 5.3.1 Técnicas restritivas

São procedimentos que procuram promover a **SACIEDADE** (sensação de plenitude alimentar) com menor quantidade de alimento.

**"Comer menos e ter a sensação de ter comido muito."**

Exige disciplina alimentar, portanto exige continuamente **dieta com pequeno volume de comida**.

#### 5.3.1.1 Balão intragástrico

**A – Esquema** – colocação com sedação e por via endoscópica

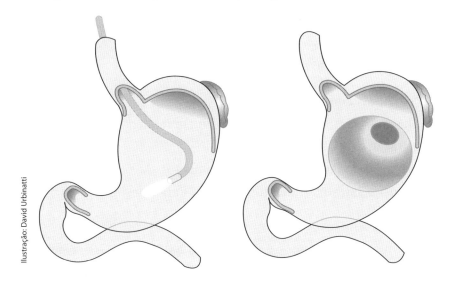

**B – Indicação** – uso temporário (3 a 6 meses)

É indicado como preparo pré-operatório de pacientes que têm dificuldades para reduzir os 10% de peso, necessários para poderem ser submetidos a qualquer uma das cirurgias de controle da Obesidade Severa (mórbida).

Funciona semelhante a um spa, onde podemos ir para emagrecer durante um certo período de tempo. Tem sido utilizado também com efeito estético por pessoas não obesas, mas que querem emagrecer temporariamente, devido à vaidade ou à participação em certos eventos sociais (casamento, viagem de férias etc.), ou como coadjuvante no controle temporário de algumas doenças metabólicas relacionadas ao excesso de peso.

### C – Contra-indicações
- Pacientes previamente submetidos a cirurgias para tratamento de doenças do estômago (gastrectomias).
- Portadores de doenças psiquiátricas.
- Compulsivos por doce e sorvete.
- Suspeita de alergia ao componente do balão (silicone).

### D – Vantagens
- Não altera a anatomia do estômago nem a fisiologia da digestão.
- Promove uma redução alimentar cujo resultado final é o emagrecimento.
- Técnica de colocação e retirada sem necessidade de anestesia geral e de cirurgia, mantendo a integridade física.
- Método totalmente reversível.

### E – Principais complicações
- Falha do tratamento desejado (não emagrecimento).
- Obstrução do estômago.
- Perfuração do balão e perda do tratamento.
- Obstrução intestinal por migração do balão perfurado (vazio) para o intestino.

### F – Acompanhamento pós-colocação do balão
Dieta líquida com poucas calorias por pelo menos 15 dias. Depois dieta cremosa pastosa por mais 15 dias, sendo iniciada a dieta sólida normal com poucas calorias só após um mês.

## 5.3.1.2 Banda (Anel) gástrica ajustável

**A – Esquema:** colocação por cirurgia laparoscópica

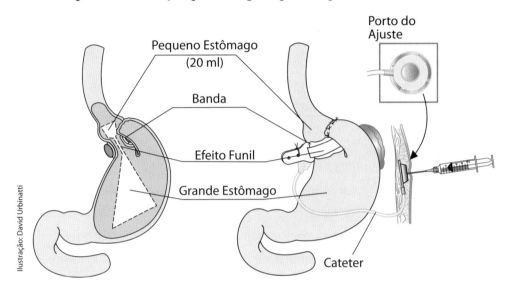

Divide o estômago em duas cavidades (câmaras), a primeira com volume menor (pequeno estômago), que recebe inicialmente os alimentos, local onde se inicia a digestão gástrica e que aos poucos (lentamente) vai deixando o alimento parcialmente digerido passar para a segunda câmara (grande estômago), onde se completa a digestão gástrica, para depois seguir para o duodeno e os intestinos.

É o enchimento do pequeno estômago com pouca quantidade de alimento que proporciona a SACIEDADE e o EMAGRECIMENTO.

**B – Indicação**

Pessoas Obesas Severas (mórbidas) para as quais as avaliações nutricional e psicológica demonstram sua adequação à restrição alimentar (Dieta Restritiva).

**C – Contra-indicações**

- Portadores de problemas psiquiátricos (retardo mental) ou doença neuropsíquica (depressão endógena, distúrbios compulsivos, dependentes químicos e alcoólatras).

- Compulsivos por doces e sorvetes ou que têm o hábito de "assaltar" a geladeira à noite.
- Crianças até concluírem o desenvolvimento físico.
- Portadores de Hérnia pelo Hiato Esofagiano Volumosa.
- Hipertensão portal (varizes de esôfago e/ou estômago) por doença no fígado (cirrose).
- Suspeita de alergia a alguns dos componentes do sistema da Banda Gástrica: silicone, teflon, titânio.

## D – Vantagens

- O fato de a Banda (Anel) ser ajustável, permite aumentar ou diminuir a ingestão alimentar conforme as necessidades de cada pessoa (esportes, doenças, gravidez etc.).
- A Banda (Anel) não promove alteração da fisiologia digestiva, ela só efetua a restrição do volume de comida que será ingerida, assim, a digestão do alimento é feita de maneira normal (fisiológica).
- A cirurgia é reversível.

## E – Principais complicações

- Problemas no "porto" de ajuste, tais como infecção, rotação, exteriorização pela pele, desconexão do cateter.
- Deslocamento da banda: **a) para cima** – ocasionando dilatação do esôfago; **b) para baixo** – acarretando aumento da primeira câmara, diminuindo a saciedade, podendo não estabelecer o emagrecimento desejado e/ou desencadear refluxo do líquido do estômago, ocasionando inflamações no esôfago (esofagite).
- Regurgitação e/ou vômitos: principalmente nas pessoas que comem volumes superiores aos da capacidade da primeira câmara, ou mal mastigados (comer depressa); ou ainda quando engolem pedaços maiores de alimentos, como carnes ou vegetais crus.
- Extrusão (Migração) da Banda (Anel) para o interior do estômago, tendo que ser retirada.
- Perfuração da Banda (Anel), com perda da possibilidade de controlar a sua insuflação e a saciedade.

As complicações podem ocorrer, independentemente do êxito técnico da primeira cirurgia, e poderão necessitar de novas cirurgias para serem corrigidas, ou com troca da Banda ou do método, isto é, mudança para outro tipo de cirurgia para controle da Obesidade Mórbida.

### F – Acompanhamento pós-operatório

Durante pelo menos dois anos, os retornos ao consultório médico para controle do peso e dos ajustes da Banda devem ser feitos mensalmente. A freqüência de ajuste é determinada pelo diálogo honesto entre o cliente e o médico, avaliando o "grau" de saciedade e de perda de peso.

Não é o ajuste rápido que garante um melhor resultado na obtenção do emagrecimento, isto é obtido principalmente através da mudança de costume alimentar.

**Não tenho que medir ou avaliar o quanto eu consigo comer tendo a Banda. O que eu devo saber é que, com a Banda, eu posso me saciar com a quantidade que eu necessito para viver bem, sem obesidade.**

Os ajustes da Banda quando indicados são realizados quase sempre no consultório, através de punção do reservatório com agulha de injeção, conforme mostra a tabela a seguir.

| | |
|---|---|
| 1ª vez | 3,0 ml |
| 2ª vez | 1,0 ml |
| 3ª vez | 1,0 ml |
| 4ª vez | 1,0 ml |
| 5ª vez | 1,0 ml |
| Total | 7,0 ml |

Cada caso é um caso

A tabela mostra como exemplo, a maneira que preferimos empregar para efetuar os ajustes das Bandas.

Nem todos precisam chegar a 7,0 ml e, no entanto, outros chegam a 8,0 ou 9,0 ml.

Logo após a cirurgia, durante 30 dias, deve-se fazer dieta líquida fracionada de 2/2h ou 3/3h. (100 – 200 ml).

Depois passa-se para a dieta cremosa, com o mesmo intervalo de tempo (2/2h ou 3/3h), por mais 15 dias e após este período mantém-se com a dieta geral fracionada.

Toda vez que é feito um ajuste na Banda você tem que praticar:

| 10 dias | dieta líquida |
|---------|---------------|
| 10 dias | dieta pastosa |
| depois  | dieta geral   |

Durante o período de dieta pastosa e de dieta geral deve-se comer com calma e mastigar muito bem os alimentos. Esta prática evita a regurgitação, os vômitos e os engasgos. Pedaços maiores de alimentos mal mastigados podem ocasionar obstrução gástrica e terão de ser removidos por endoscopia. Cuidado!!!

Deve-se evitar a ingestão de líquidos durante as refeições, pois eles facilitam o esvaziamento rápido da pequena câmera gástrica, diminuindo a saciedade e possibilitando a ingestão de um maior volume de comida, prejudicando o emagrecimento desejado.

A critério do médico, serão solicitados exames para controle clínico, independentemente dos relacionados às doenças prévias, tais como:

- Raio X Esôfago e Estômago
- Endoscopia Digestiva Alta
- Ultra-sonografia Abdominal
- Exames Laboratoriais de sangue para avaliar anemia, índice de vitaminas e de proteínas.

### 5.3.1.3 Fobi – Capella e Y de Roux de alça curta (Wittgrove)

Estas duas cirurgias, com características técnicas e com resultados semelhantes, são classificadas como técnicas mistas (restritivas e disabsortivas).

## Fobi – Capella

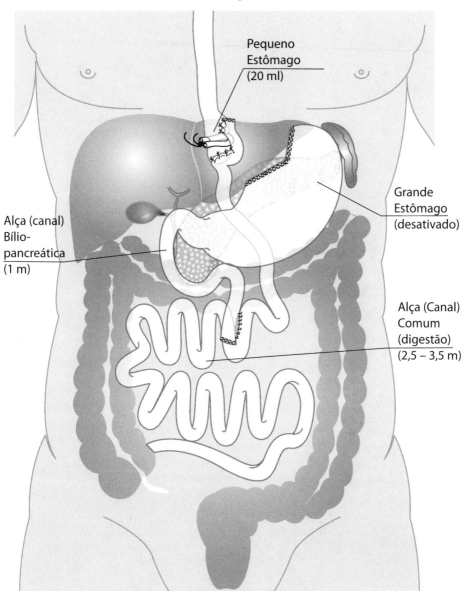

Por predominar a ação restritiva em relação à disabsorção, optamos por colocá-las no capítulo das cirurgias restritivas, uma vez que exigem uma dieta com pequeno volume e sem muitas calorias para se conseguir o emagrecimento desejado.

## Y de Roux de Alça Curta (Wittgrove)

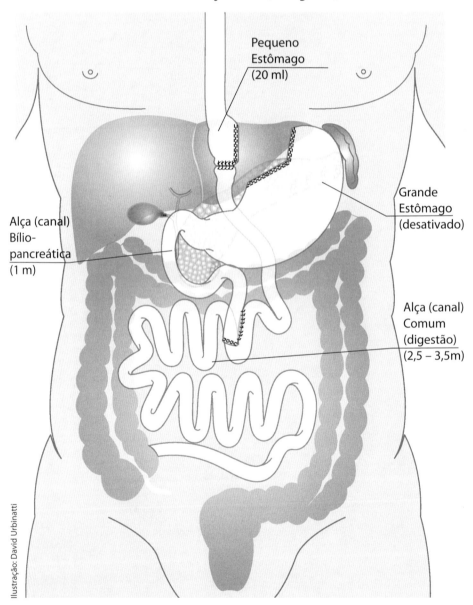

## A – Esquema

Realizado por cirurgia convencional ou laparoscópica.

Nessas cirurgias o estômago é cortado em duas partes – uma menor, do tamanho do pequeno estômago da Banda Gástrica, que recebe os alimentos, e outra maior, que fica separada e não participa diretamente da digestão alimentar.

O intestino fino (delgado) é cortado (seccionado) logo no seu início (após 1 metro) e esta parte é costurada (anastomosada) no pequeno estômago que recebe os alimentos (alça alimentar).

A outra parte do intestino que foi seccionada (alça biliopancreática) é então costurada com a alça alimentar a cerca de 1,5 m da primeira anastomose (alça intestinal e o pequeno estômago), formando a chamada alça comum, por onde passam os alimentos e o suco bílio-pancreático e se realiza a digestão alimentar de modo completo.

## B – Indicação

Esta cirurgia é a mais praticada no Brasil e é indicada para quase todos os Obesos Mórbidos.

Ressaltamos sempre a necessidade da realização das avaliações nutricional e psicológica, pois, por ter um componente restritivo e necessitar da utilização de dieta alimentar, as pessoas precisam ter o perfil psicológico que se adapte a essas limitações.

## C – Contra-indicações

- Portadores de problemas psiquiátricos (retardo mental) ou doença neuropsíquica (depressão endógena, distúrbios compulsivos, dependentes químicos e alcoólatras).
- Compulsivos por doces e sorvetes ou que têm o hábito de assaltar a geladeira à noite.
- Crianças até concluírem o desenvolvimento físico.
- Portadores de Hérnia pelo Hiato Esofagiano Volumosa (contra-indicação relativa).

- Hipertensão Portal (varizes de esôfago e/ou estômago) por doença no fígado (cirrose).

## D – Vantagens

Por ser uma técnica mista, permite que ocorra um emagrecimento mais rápido e duradouro do que o proporcionado pela Banda Gástrica Ajustável.

Em casos particulares, analisados com muito critério entre o médico e o paciente, a cirurgia pode ser revertida.

## E – Principais complicações

- A abertura de uma das linhas de sutura (anastomose) pode ocorrer por diversas causas, instituindo uma fístula. As fístulas podem ser mínimas e rapidamente evoluírem para a cura, ou serem progressivamente mais complexas, exigindo desta forma tratamentos que vão desde o jejum completo e nutrição feita através das veias até reoperações, ficar em UTI e, em alguns casos, chegar até o óbito.

- Anemia crônica por prejuízo na absorção de vitaminas B12 e ferro, em virtude dos alimentos não passarem mais pelo grande estômago e pelo duodeno.

- Deficiência de cálcio por má absorção, desencadeando as suas conseqüências tais como litíase (pedras) nos rins e osteoporose.

- Perda de cabelos (deficiência de zinco e vitamina A).

- Engasgo e empalamento (obstrução da área costurada do estômago com o intestino) com pedaços de alimentos maiores, que não foram bem mastigados. Nestes casos há necessidade de se efetuar Endoscopia Digestiva Alta para a retirada do alimento.

- O não emagrecimento em pessoas que não respeitam a dieta orientada.

- Possibilidade de formação de cálculos na vesícula biliar.

- Impossibilidade de avaliar clinicamente o grande estômago remanescente por ficar excluído do trânsito alimentar.

- Síndrome de *dumping*, que em inglês significa "descarga". A ocorrência de síndrome de *dumping*, que representa um conjunto de manifestações clínicas, pode aparecer nestes pacientes quando é feita a ingestão de doces muito concentrados (sorvetes, geléias, chocolates, leite condensado, marmelada, compotas etc.) ou alimentos muito gordurosos (creme de leite, chantilly, milk-shake, feijoada, rabadas etc.). A síndrome de *dumping* caracteriza-se por aumento do batimento do coração, suor intenso, palidez, escurecimento da vista, sensação de desmaio e diarréia. Estes sintomas correspondem à "descarga" de líquidos dentro da alça de intestino delgado, para fazer a digestão destes alimentos muito concentrados, e por isso é chamada de "síndrome de *dumping*".

## F – Acompanhamento pós-operatório

- Dieta do pós-operatório – O programa de realimentação é semelhante ao descrito para os operados de Banda Gástrica já apresentado anteriormente.

  Deve-se também respeitar os cuidados quanto aos tipos de alimento, ou seja, deverão ser hipocalóricos e hipogordurosos e não fazer a ingestão de líquidos durante as refeições.

- O acompanhamento pós-operatório está mais relacionado com o controle dos elementos que têm suas absorções prejudicadas. Então devem ser dosados durante os dois primeiros anos, de três em três meses: Hemograma, Vitamina B12, Ferro, Cálcio e Proteínas.

- Periodicamente devem ser realizados os exames de densitometria óssea e ultra-sonografia de abdome total.

## 5.3.2 Técnicas disabsortivas

As técnicas operatórias disabsortivas são as que promovem um prejuízo na absorção dos alimentos:

Dis = não   Absortivas = absorção, aproveitamento
Disabsortivas = não absorve, não aproveita

Desta forma, estas técnicas promovem o emagrecimento porque a pessoa não aproveita parte do alimento que comeu.

Embora sejam técnicas mistas, pois têm o estômago cortado e reduzido de tamanho (Restritiva), elas não ocasionam uma redução gástrica significativa, que exija uma substancial restrição do volume alimentar tal como as anteriormente relatadas (Banda Gástrica Ajustável; Fobi-Capella e Y de Roux – Wittgrove).

Dessa maneira, estes clientes ficam mais liberados para comerem maior volume de comida, mas, por não aproveitarem a maior quantidade de alimento ingerido, emagrecem com desnutrição, tendo freqüentemente de fazer avaliações clínicas e exames laboratoriais do seu estado nutricional e tomar remédios para corrigi-lo.

### 5.3.2.1 "Y de Roux" com alça longa

É uma cirurgia tecnicamente muito semelhante ao "Y de Roux" já descrito na técnica mista de "Wittgrove".

Sua principal alteração é que o segmento de intestino delgado alimentar (alça alimentar) passa a encontrar-se (a ser anastomosado) com o segmento bílio-pancreático (alça íleo-pancreática) a cerca de 50 cm a 100 cm do seu final, ficando junto a sua chegada no intestino grosso (cólon). Este fato torna esta cirurgia muito mais "Disabsortiva" do que a relatada anteriormente, que era predominantemente "Restritiva".

Por ser uma técnica mais disabsortiva, tem as mesmas indicações, contraindicações, vantagens, principais complicações e acompanhamento pós-operatório que serão relatados com as técnicas de Scopinaro, Spa Cirúrgico e de Hess – Marceaux (Duodenal Switch).

## "Y de Roux" com Alça Longa

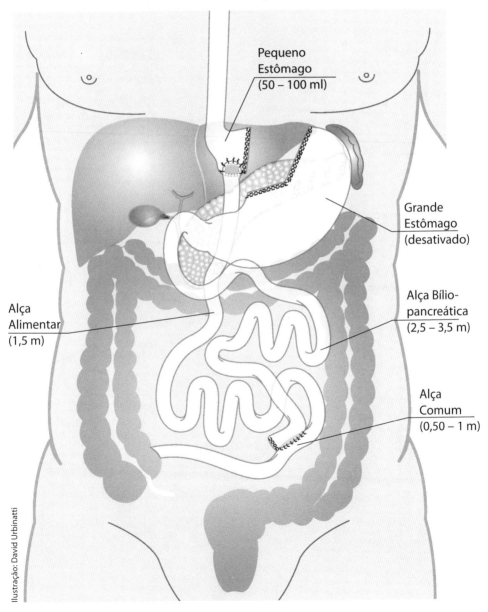

### 5.3.2.2 Scopinaro

Recorta-se 2/3 do estômago na transversal e retira-se esta parte do estômago do corpo; é portanto irreversível, além de realizar-se a retirada da vesícula biliar (colecistectomia) no mesmo ato operatório.

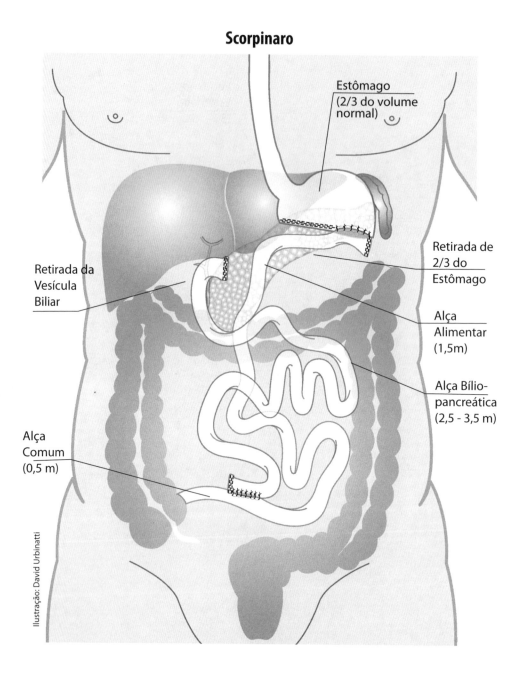

### 5.3.2.3 Spa cirúrgico

Semelhante ao Scopinaro. A principal diferença é que, neste caso, o estômago seccionado permanece inativo no interior do abdome, tornando a cirurgia reversível e não se pratica a retirada da vesícula biliar de rotina; só nos pacientes com doença biliar (litíase = pedra).

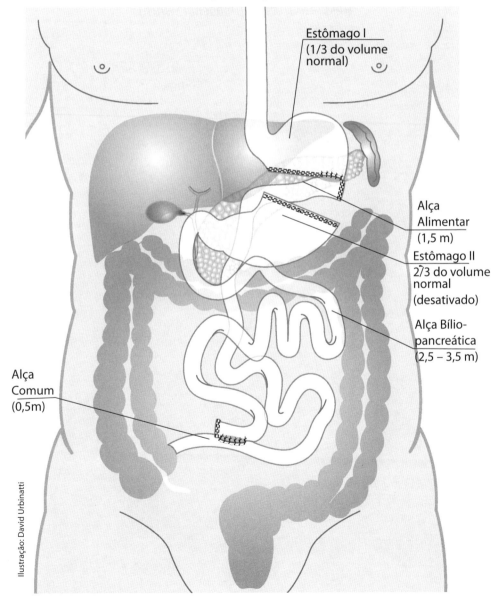

### 5.3.2.4 Hess – Marceaux *(duodenal switch)*

Recorta-se metade do estômago na longitudinal, retiranto-o do abdome e, portanto, também é uma técnica irreversível.

O duodeno é seccinado (cortado) 2,0 cm adiante do piloro (transição do estômago com o duodeno), sendo depois costurado (anastomosado) com o íleo, formando a alça alimentar.

**Hess – Marceaux** *(Duodenal Switch)*

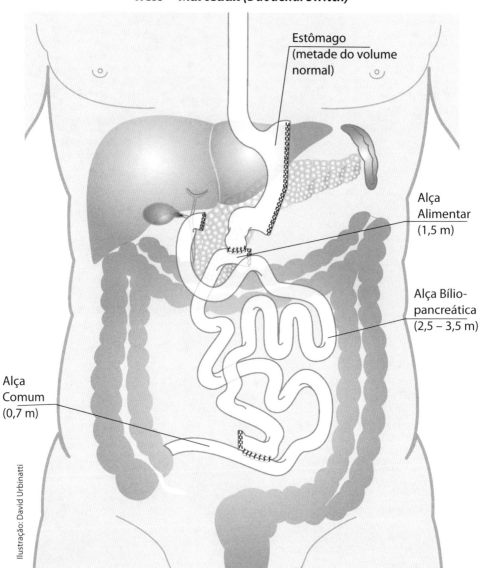

Desta forma, a presença do piloro regula o esvaziamento do estômago, fazendo o alimento ficar mais tempo, aumentando a saciedade e evitando a síndrome de *dumping*.

Este controle ofertado pelo piloro permite maior liberdade alimentar em relação a doces e gorduras mais concentradas.

Por remover a outra metade do estômago, também é uma técnica irreversível.

### A – Esquema

Todas as técnicas disabsortivas mencionadas podem ser realizadas por operação convencional ou laparoscopia.

### B – Indicação

De modo geral, os médicos tendem a indicar estas técnicas disabsortivas para os chamados Superobesos (IMC > 50).

No entanto, o que se observa é que o critério de seleção está mais voltado para as características nutricionais e psicológicas dos clientes.

Por imporem menor restrição alimentar e darem mais liberdade à ingestão de volumes maiores de comida, elas são indicadas para as pessoas que sentem prazer em comer ou que, psiquicamente, são mais compulsivas e não se adequam às dietas restritivas.

### C – Contra-indicações

- Crianças e jovens que não atingiram o desenvolvimento corpóreo completo.
- Eventualmente portadores de psicopatias muito específicas.
- Hipertensão Portal (varizes do esôfago e/ou estômago) por doença no fígado (cirrose).

### D – Vantagens

- Real controle da obesidade e das doenças metabólicas dela decorrentes, particularmente colesterol, triglicérides, ácido úrico e alguns casos de diabetes melitus sem a exigência de dieta restritiva efetiva.

### E – Principais complicações

Assim como nas cirurgias de Fobi-Capella e de Y de Roux (Wittgrove), as aberturas das costuras (fístulas) podem ocorrer nestas cirurgias, assim como serem simples e evoluírem para cura, ou complexas, chegando a ocasionar até o óbito.

Estas são as complicações mais graves e mais temidas pelos cirurgiões e nem sempre estão relacionadas com a competência técnica do médico, mas decorrentes de fatores próprios ao doente, dos quais podemos citar:

**a)** Problemas com os vasos sangüíneos que ocasionam falta de oxigenação no local das costuras (anastomoses) com gangrena (morte do tecido), falta de cicatrização e formação da fístula.

**b)** Desrespeito pelo paciente quanto à dieta orientada para o pós-operatório imediato, ocasionando alta pressão na anastomose, que acaba por se romper e formar a fístula.

**c)** O obeso mórbido pode ter o comportamento metabólico de uma pessoa desnutrida e não conseguir produzir de imediato elementos de cicatrização, que acabam retardando o fechamento biológico das anastomoses e possibilitando o aparecimento das fístulas.

**d)** O excesso de gordura contida no abdome pode pesar muito, ocasionando tração na alça intestinal, e promover seu desgarre da área de anastomose com formação de fístula. Neste caso, ressalta-se a importância de reduzir no mínimo 10% do peso corpóreo, antes de ser submetido à cirurgia para controle da obesidade severa (mórbida).

Por serem disabsortivas e, conseqüentemente, provocarem má absorção, a desnutrição completa e muito grave pode ser observada em alguns casos especiais no pós-operatório. Como exemplos podem ser constatadas anemia; falta de ferro, de vitaminas (particularmente as do complexo B), de cálcio e outros sais minerais; baixa produção de proteínas (insuficiência de elaboração no fígado); cálculos renais e de vesícula biliar; osteoporose; perda de cabelos. Alguns casos chegam a necessitar de reintervenções cirúrgicas para aumentar o comprimento da alça comum e diminuir a desnutrição grave que se instala.

No entanto, o fato mais desagradável para alguns pacientes, é o aumento do número de evacuações (4 a 10 vezes/dia), acompanhadas de odor fétido muito forte (como cano de esgoto). Este odor forte está presente também nos gases (flatos) e passa a ser um dos elementos discriminativos, do ponto de vista social, dificultando a convivência no lar, no ambiente de trabalho ou em festas.

## F – Acompanhamento pós-operatório

Nas duas primeiras semanas, recomenda-se dieta líquida fracionada em média quantidade (300-500 ml) de 3/3horas, com pouco açúcar e pouca gordura, passando para pastosa por mais uma semana e ficando liberada a dieta geral (normal) após estas três semanas.

Para diminuir o número de evacuações e o odor das fezes e dos flatos recomenda-se uma dieta pobre em gorduras e doces.

Ao trocar a Obesidade Mórbida por uma Desnutrição, estas cirurgias exigem um acompanhamento clínico mais cuidadoso, com avaliação, através de exames laboratoriais e reposição sistemática de vitaminas, ferro, sais minerais, remédios, controle da formação de úlceras pépticas gastroduodenais.

## Capítulo 6
# Exercício Físico

*Mauro Guiselini*

## 6.1 Introdução

A prática de exercícios físicos adequados à idade, ao sexo e ao condicionamento físico está sempre indicada, independentemente de a pessoa ser normal ou obesa e, se obesa, vai ou não ser tratada cirurgicamente e do tipo de operação a que vai ser ou foi submetida.

Ela deve fazer parte do tratamento desde o momento em que tomamos consciência de que queremos viver melhor, ou que estamos com excesso de peso.

A prática desses exercícios torna-se fundamental para uma melhor recuperação nos pacientes operados, pois promove a troca de massa corporal branca (gordura) por massa corporal vermelha (músculo e proteínas), acarretando a melhora da saúde.

## 6.2 Exercício e obesidade

Devemos analisar o que realmente é saudável na gordura corporal. A quantidade varia de uma pessoa para outra: é diferente a de um atleta em preparação para bater um recorde e a sua, que está interessado em ficar em boa forma.

A quantidade de gordura corporal normalmente flutua na mesma pessoa durante o ano, pois a atividade física e o consumo de alimentos mudam de acordo com as estações (verão/inverno) e com as festas (quem não se excede nas festas de fim de ano?).

Não fique surpreso se, depois de iniciar um programa de exercícios do tipo aeróbico e com pesos, subir na balança e verificar que o seu peso aumentou.

Procure verificar se aquele par de calças que estava justa agora serve ou mesmo se você está usando outro furo no cinto. Caso isso aconteça, você está "emagrecendo e engordando" de um jeito muito positivo: diminuindo a gordura corporal, que é mais leve, e ganhando massa muscular, que é mais pesada.

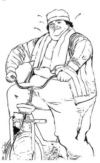

Não se impressione com a balança, mas com as medidas que estão se modificando, pois você está se tornando um magro pesado.

Há anos o exercício físico é considerado um componente obrigatório dos programas de emagrecimento, mas apenas de modo formal.

**Dedicar-se horas a fio para conseguir baixar apenas alguns gramas de peso. Será que o esforço vale a pena?**

Vale sim. Existem diversas razões para incentivar a atividade física.

Algumas pessoas que fazem dieta cometem o erro de acreditar que podem queimar muitas calorias com baixos níveis de atividade física, permitindo assim uma ingestão maior de alimentos.

Até modestos níveis de atividade podem ser benéficos, mesmo que demorem alguns anos para mostrar efeitos substanciais.

Veja alguns dos benefícios proporcionados pela prática de atividades físicas: o exercício pode ajudar a suprir o apetite em algumas pessoas; o exercício pode ter efeitos benéficos sobre a pressão sangüínea, os níveis de colesterol e a função cardiorrespiratória, independentemente da perda de peso.

São observadas modificações na ansiedade, depressão, comportamento geral e auto-estima em pessoas que iniciam e mantêm um programa de exercícios.

Até 25% da perda de peso na dieta pode ser de massa magra, representada principalmente pelo tecido muscular. Mas tal perda é potencialmente perigosa se houver carência de reservas protéicas em áreas essenciais do corpo. A porcentagem de massa magra perdida diminui quando o exercício é associado à dieta. Os programas de exercícios com pesos – para o fortalecimento muscular – parecem proteger mais a massa magra do que os da resistência.

**É mais fácil emagrecer fazendo dieta ou exercício?**

Muitas pessoas preferem emagrecer "fechando a boca", comendo muito pouco ou retirando alguns alimentos de sua alimentação.

Essas condutas requerem muito cuidado, pois o nosso corpo necessita de um mínimo de calorias para suprir as necessidades diárias e dos componentes básicos – carboidratos, proteínas, gorduras, vitaminas, sais minerais e água – fornecidos por uma dieta balanceada (ver pirâmide alimentar, página 32).

Se você faz uma dieta hipocalórica contendo pouco carboidrato, corre o risco de ficar com pouca energia disponível para as suas tarefas diárias, inclusive para fazer atividade física.

Outro fator a ponderar é que, à medida que o corpo consome o carboidrato – e você tem pouco disponível –, ele tende a buscar outras fontes de energia: as gorduras e as proteínas.

As pessoas acabam, então, emagrecendo, mas à custa da massa muscular, pois o corpo metaboliza a proteína junto com a gordura como fonte de energia. Disso resulta um desequilíbrio na composição corporal.

Para metabolizar gordura, é necessário fazer exercício. Os exercícios mais intensos, aqueles que elevam muito a freqüência cardíaca (corridas rápidas, por exemplo) ou que solicitam bastante força muscular para a sua realização (treinamento com pesos, por exemplo), utilizam predominantemente carboidratos, ao passo que os menos intensos, que não elevam muito a freqüência cardíaca (110 a 130 batidas por minuto), como, por exemplo a caminhada, têm a gordura como a principal fonte de energia.

**Quem está há muito tempo sem fazer exercício e quer iniciar um programa para perder peso deve proceder da seguinte forma:**

• Fazer uma dieta equilibrada contendo os nutrientes básicos.

• Iniciar um programa de exercícios de baixa intensidade, com duração média de 15 minutos pelo menos, e de característica predominantemente aeróbica.

Depois de duas a três semanas, quando sentir que o seu corpo está adaptado, iniciar um programa de exercícios com pesos, para ajudar a fortalecer a musculatura.

Parar de comer, ficar horas seguidas em jejum, **fazer dietas radicais** do tipo que exclui totalmente os carboidratos e exercitar-se abusivamente **são medidas** perigosas, pois colocam em risco a sua saúde.

## 6.3 O exercício físico e a redução da gordura localizada

A gordura subcutânea localizada sobre um músculo em particular não diminui especialmente na região pretendida, mas no corpo inteiro. E isso ocorre somente quando há uma necessidade energética bastante alta, de forma que a gordura seja utilizada como fonte de energia.

Quando apenas um músculo ou um pequeno grupo muscular é exercitado, a solicitação energética é muito pequena. Já quando uma grande quantidade de músculo é trabalhada, gordura de todo o corpo é solicitada para gerar energia.

Os grandes músculos estão situados nas pernas e nos glúteos – são os músculos mais utilizados nas atividades aeróbicas, tais como caminhada, *jogging*, ciclismo etc.

O problema é que muitas pessoas que pretendem emagrecer, e particularmente "perder gordurinhas localizadas", não querem se esforçar muito, preferem fazer exercícios mais lentos, que requerem muito movimento.

Entretanto, elas acabam se enganando com orientações erradas que, por sua vez, vão ao encontro da sua pouca vontade de caminhar, de andar de bicicleta ou de fazer qualquer outro tipo de exercício mais dinâmico. Daí, fazem horas de exercícios localizados, que são bons para fortalecer os músculos, mas – volto a repetir – não diminuem a gordura localizada.

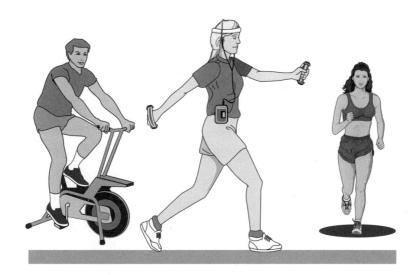

Muitas pessoas possuem estruturalmente uma maior quantidade de gordura depositada na barriga, como outras no busto, nas nádegas, no quadril etc. Quando isso ocorre, o processo de perda localizada se torna mais difícil, em função dessa característica morfológica. Há quem afirme: "Eu emagreço, mas ainda fica esta gordurinha em cima da barriga". Nesses casos, a solução mais eficaz é uma cirurgia plástica tal como a lipoaspiração.

**Para ter resultado, exercite-se, no mínimo, três vezes por semana.**

**"Fazer exercícios rápidos queima gorduras mais rápido"?**

Rapidez de movimento é para esportistas, que estão treinando para competir, e não para quem quer somente manter a forma. Aumentando a velocidade de execução dos movimentos, a chance de se machucar é bem maior.

## 6.4 A importância de beber água quando se pratica o exercício físico

A reposição de água durante e após a prática de exercício é fundamental para evitar um estado perigoso de superaquecimento e desidratação, sobretudo nos dias úmidos – quando o ar está saturado de água e a evaporação de líquido da pele se torna bastante difícil. Afinal, o líquido tem um papel essencial no organismo humano: nutrientes e gases são transportados em solução aquosa; os produtos de degaste saem do corpo pela água na urina e nas fezes; lubrifica nossas articulações.

A ingestão de água "extra" antes do exercício oferece alguma proteção contra a desidratação: seria sensato ingerir de 400 a 600 mililitros de água de 10 a 20 minutos antes do exercício, no calor. Durante o exercício, você pode beber, principalmente se estiver transpirando bastante.

## 6.5 O melhor exercício para quem está com excesso de peso

Para pessoas que estão acima do peso ou são sedentárias, é conveniente evitar exercícios de alto impacto, como, a corrida ou a aeróbica de alto impacto, pois os riscos de comprometimentos articulares são maiores. Caminhada, bicicleta, esteira, hidroginástica e dança são excelentes exercícios aeróbicos, que podem ser praticados por mulheres de diferentes idades e níveis de condicionamento físico. A ginástica localizada – com pesos, caneleiras –, a musculação e o alongamento completam o programa de condicionamento físico.

Existem regras básicas que você deve seguir antes de iniciar um programa de exercícios. A principal é conhecer sua capacidade cardiorrespiratória, pois dela depende o bom funcionamento do coração, da circulação e da respiração.

Lembre-se de que o exercício é como alimentação ou remédios: se você não come, terá problemas; se come em excesso, idem; mesmo um medicamento valioso, se não for bem administrado, pode fazer mal. A falta de exercícios conduz aos problemas decorrentes do sedentarismo. Mas a prática errada ou excessiva também traz prejuízos.

Quando as pessoas se "automedicam com exercícios", ficam sujeitas a perigosos "efeitos colaterais", em virtude da prática exagerada, descontrolada ou mal orientada – os problemas mais freqüentes são os ortopédicos.

As lesões podem ser evitadas moderando-se a intensidade do esforço com competições menos severas, com períodos de treinamento menores, com classificação etária e com um exame cuidadoso de todas as pessoas que apresentem os sintomas.

Os estiramentos e distensões musculares podem ser reduzidos por uma fase preliminar de alongamento suave dos músculos, combinada com exercícios de ativação global – marcha, movimentos dos braços e do tronco – num período de cinco a dez minutos, numa seqüência moderada. Os exercícios globais ajudam a prevenir arritmias cardíacas durante as fases iniciais dos exercícios.

A atividade física deve deixar o indivíduo não mais que agradavelmente cansado no dia seguinte. O corpo humano tem um limite. Uma vez ultrapassado, protesta por meio de dor, cansaço, dificuldade de recuperação e até por lesões mais graves. Esteja atento aos sinais que seu corpo lhe dá!

# Capítulo 7
# Psicologia

*Marilene M. Nacacche*

## 7.1  A obesidade é um desafio?

Sem dúvida. A obesidade constitui um desafio em várias áreas de estudo, seja em terapia, nutrição, neurologia, endocrinologia, seja em inúmeras outras. A nossa preocupação é decorrente das conseqüências que acarreta no campo médico e psicológico. O que será que acontece que leva a pessoa a adquirir 30, 40 quilos ou mais acima do peso recomendado?

Quem quer emagrecer precisa se livrar da "gordura mental" composta por preconceitos, crenças que, na maioria das vezes, nos deixam rígidos, intransigentes, e nos impedem de experimentar um novo caminho para casa, uma comida diferente (legumes, saladas etc.), de conhecer novos lugares e praticar um esporte, participar de um jogo.

A expressão que mais ouço é:

**"Eu não consigo, eu até quero, mas eu não consigo".**

## 7.2  Falso limite do hábito

Será que é preciso levar por toda a vida aquelas lições da infância: "criança não tem querer", "é pecado deixar comida no prato", "colocou no prato, agora come tudo". Lições que às vezes fazem da pessoa "lata de lixo", das sobras de comida das travessas.

Ou será um pensamento assim que permanece: "na comida posso confiar, porque ela está sempre lá".

A pessoa que sofre com a obesidade quase sempre torna-se indiferente, ou não percebe o afeto que a cerca (e assim parece não receber afeto). Então, o que faz?

Substitui por algo menos humano, mais confiável, a comida. Ela se torna um meio de alívio e bem-estar. É muito difícil trocar essa satisfação tão disponível pelos incertos relacionamentos reais.

A comida alimenta vidas vazias, ameniza as ameaças de fracasso social, outras vezes protege as pessoas da aproximação sexual do outro, mesmo marido ou esposa, ou, ainda, impede-as de terem relacionamentos extraconjugais e por aí afora.

## 7.3 Fonte de satisfação

Você tem certeza de que comer é sua maior fonte de satisfação? Ou, mais que isso, você procura um estilo de vida diferente?

Não é necessário privar-se de algum prazer ou fazer qualquer sacrifício, mas devemos, isso sim, estar atentos ao controle de nossas ansiedades, preocupações e frustrações que nos levam a comer sem necessidade.

"Todos os nossos sentimentos se expressam no corpo."

*Aristóteles, filósofo grego (384-322 a.C.)*

## 7.4 Questione-se

O pensamento interfere em tudo: somos aquilo que pensamos e aquilo que comemos ou bebemos. O que você anda fazendo? Quais são seus hábitos? Quais seus pensamentos sobre o seu peso e sua imagem?

Você já se deu conta de que seu modo de pensar norteia a sua vida? Que tudo o que ingerimos modela o corpo e habitua a mente?

Ao fazer suas escolhas, assuma suas responsabilidades.

Será que o que falta é competência? Não é...

Competência se adquire, não é da natureza da pessoa.

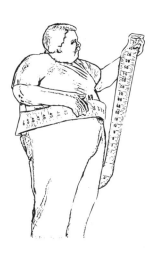

## 7.5 Falta força de vontade? O que é a vontade

É faculdade de querer, escolher. É intenção, propósito, determinação. Por que não criar o hábito de exercer a nossa vontade, de estimular cada vez mais a nossa competência?

Albert Einstein diz: "Nem tudo o que se enfrenta pode ser modificado, mas nada pode ser modificado até que seja enfrentado".

Optar, escolher... é difícil. Temos que domar nosso pensamento. Aquela frase da infância, "criança não tem querer", deve ficar no passado, e não mais atuante, atrapalhando você hoje.

Quando você escolhe o que comer, falar e como se divertir, sua vida se modifica. A vontade se fortalece, você ganha firmeza e confiança.

Quem faz escolhas não nutre essa sensação de "fome" ou "falta", que gera mal-estar. Por que se enganar? Qualquer desconforto emocional não será mais interpretado como estômago vazio. Por que confundir situações de solidão e tristeza com fome? Saiba que substituir a tristeza por comida não vai resolver. Esclareça suas emoções, não se engane.

Quando passamos a nos conhecer melhor, a fazer melhores escolhas e atingir com maior facilidade o que esperamos de nossa vida, surge a satisfação e desaparecem a fome e o vazio. Assuma a responsabilidade: a gordura está em você. Foi adquirida ao longo de sua vida. Mude seus hábitos, pense diferente. Assim como, quando estamos desanimados, desaparece a alegria, a vontade, e chega a tristeza. Mude!

Busque o ânimo, não se culpe, você sabe que existe uma força imensa dentro de nós. Use os problemas para seu desenvolvimento: pegue o limão, simbolizando o desânimo, o desalento, e faça uma limonada. Analise o problema, veja por que você está confuso e desanimado. Veja o que pode fazer para resolvê-lo.

Faça do insucesso o ponto de partida para novas metas. Aprenda a gostar de você. Aprenda a valorizar-se, admire-se. Lembre-se de olhar para si e descobrir as deficiências, procure também as inversões, as trocas que você fez: está cansado e acha que está triste, está com sede e acha que é fome etc.

Inicie o processo de corrigir seus pensamentos. Não é preciso lamentar. Dedicação e disciplina dão ótimos resultados.

Saia do sonho de ser magro para se empenhar em ser o magro de seus sonhos.

Pudemos observar nos demais capítulos o quanto a nutrição, os exercícios e os pensamentos – ou seja, nossas escolhas – interferem na expectativa e na qualidade de nossa vida. Volto a enfatizar: somos o que pensamos e o que ingerimos. Essas são as diferenças que somam para a "arte de viver bem".

Faça a sua parte e conte com a ajuda de uma equipe multidisciplinar. Essa é a nossa meta: responsabilidade compartilhada para atingir resultados.

O instante presente pode ser novo, basta mudar. Tudo depende de você. Ser feliz já ajuda a emagrecer. Não faça a felicidade esperar, tire esse peso da cabeça, da balança, do coração.

# Capítulo 8
## Considerações Finais

*Albino A. Sorbello*

A cirurgia para controle da Obesidade Severa (mórbida) não deve ser encarada só como uma cirurgia estética para ficar bonito de acordo com os padrões impostos pela mídia.

Ela visa fundamentalmente obter uma diminuição nas morbidades (doenças) decorrentes do excesso de peso (obesidade), promovendo melhora na qualidade de vida e longevidade.

Os riscos e restrições impostos por estas cirurgias, para a obtenção dos resultados almejados, só são justificados em virtude da má qualidade de vida em que se encontra o Obeso Severo (mórbido) e que, portanto, necessita de ajuda através desses tratamentos cirúrgicos a serem instituídos por um médico especialista.

**No entanto, o mesmo resultado, não raras vezes, pode ser conseguido só com o tratamento clínico medicamentoso, necessitando, para tanto, uma real conscientização do obeso da sua determinação em mudança de hábito alimentar e de estilo de vida.**

A cirurgia da Obesidade Severa (mórbida) não é uma mágica na qual se deita gordo na mesa de cirurgia e se acorda magro na recuperação pós-anestésica. Ela exige sacrifício e mudança comportamental alimentar e física.

**Por que não obter este resultado sem ter que ser submetido à cirurgia?**

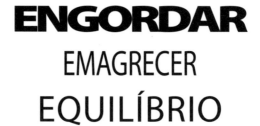

## Capítulo 9
# Termo de Conscientização dos Benefícios e das Conseqüências da Cirurgia da Obesidade Severa (Mórbida)

*Albino A. Sorbello*
*José Ciongoli*

A cirurgia da obesidade é de grande porte, devendo ser realizada apenas por razões estritas em pacientes obesos mórbidos, salvo pouquíssimas exceções.

Ela consiste numa pequena parte de um complexo terapêutico multidisciplinar para perda de peso. Sua finalidade não é estética, e sim erradicar as comorbidades associadas à obesidade.

Atinge seu objetivo, na maioria das vezes, aumentando a expectativa de vida saudável, ajudando a controlar o diabetes, a hipertensão arterial e a nivelar o colesterol e os triglicérides do sangue.

Seu cirurgião, em conjunto com você (paciente), se reserva ao direito de interpretar essas razões e indicar ou contra-indicar a cirurgia, baseado no julgamento clínico.

Há muitas cirurgias viáveis para o paciente obeso mórbido em todo o mundo, bem como em nosso meio. Cirurgias denominadas restritivas (que diminuem o volume do estômago, restringindo o volume alimentar para obtenção de sua saciedade), disabsortivas (nas quais é realizado um encurtamento do intestino, aumentando a velocidade de esvaziamento intestinal, diminuindo a absorção dos alimentos ingeridos, podendo causar desnutrição a longo prazo) e as mistas (em que o cirurgião realiza estes dois procedimentos em conjunto).

## 9.1 Procedimentos médico-cirúrgicos

Os procedimentos médico-cirúrgicos disponíveis no momento são:

- Tratamento clínico com regimes associados a medicamentos, orientação nutricional e psicológica.
- Balão intragástrico, colocado dentro do estômago através de endoscopia.
- Banda gástrica ajustável, ou anel, colocada preferencialmente por videolaparoscopia.
- Gastroplastia redutora, com colocação de um pequeno anel de silicone, deixando o estômago cortado (septado), dentro do corpo, realizada tanto por cirurgia aberta como por videolaparoscopia.

- Gastroplastia redutora com gastrectomia subtotal (retirada parcial do estômago – 60%) ou com estômago cortado (septado) deixado dentro do corpo, associada à derivação biliopancreática (da bile do fígado e do suco do pâncreas), realizada também tanto por cirurgia aberta ou video-laparoscopia.

Muitos pacientes foram bem-sucedidos com o tratamento cirúrgico, por qualquer uma destas técnicas, mas não há garantia de obtenção de todos os benefícios dessas cirurgias. Podem ocorrer falhas na obtenção de cura, de um ou mais dos benefícios almejados, tais como: a melhora do diabetes, da hipertensão arterial, das dores nas juntas (articulações) ou na coluna (lombalgia), dos problemas respiratórios etc.

Após um ano da cirurgia é esperada uma perda de peso de pelo menos um terço ou metade do "peso extra" do paciente. Isto acontece na maioria dos pacientes, mas não em todos. Este fato pode ocorrer principalmente em pessoas que tenham compulsão (vontade muito grande) por comer doce.

Não há nenhum tipo de magia ou garantia. Mesmo com a cirurgia da obesidade tendo sido bem-sucedida, ela somente funciona como um auxílio à perda de peso. O paciente deve cooperar e fazer mudanças no seu estilo de vida: praticando exercícios físicos, alterando o comportamento alimentar, realizando pequenas e várias refeições diárias, cortando os lanches, bebendo quase todos os líquidos sem calorias e fora dos horários das refeições e comendo vagarosamente.

Todos os cirurgiões que praticam as operações para controle da obesidade severa uma hora ou outra vivenciam complicações pós-operatórias em seus clientes. Todo obeso severo possui risco real para ter uma ou mais destas complicações.

Estipula-se uma proporção de até 2% de óbitos nos pacientes obesos mórbidos, com índice de massa corpórea (IMC) até 50, submetidos a qualquer tipo de cirurgia de grande porte, aumentando esta proporção para até 20% quando o IMC for maior que 50.

## 9.2 Complicações cirúrgicas

As mais freqüentes e sérias complicações cirúrgicas que podem ocorrer são:

- Inflamação ou infecção dos pulmões (pneumonias), parede abdominal (feridas operatórias) e de cavidade abdominal (peritonites).
- Inflamação ou infecção do esôfago (esofagites, úlceras = dor no peito, refluxo gastroesofágico e queimação), pâncreas (pancreatite), estômago (gastrite ou úlcera gástrica), duodeno (duodenite, úlcera duodenal), fígado (hepatite, cirrose), vesícula biliar (colecistite, ou seja, inflamação da vesícula, cálculos), rins (pielonefrite, insuficiência renal, nefrite, cálculos), bexiga (cistite).
- O baço pode sangrar durante a cirurgia e precisar ser removido, podendo aumentar seriamente o risco de infecção generalizada no pós-operatório.
- Insuficiência de outros órgãos, tais como o coração, os rins, o fígado e os pulmões.
- Coágulos nas veias dos membros inferiores (pernas), pelve ou qualquer outra parte do corpo podem se formar e chegar ao cérebro, ao coração ou aos pulmões, causando derrame cerebral, infarto e dificuldade para respirar ou até mesmo a morte. Esses coágulos também podem resultar em edema, ou ulcerações temporárias ou permanentes, nas pernas.
- Líquidos do estômago, intestinos ou de outros órgãos podem sair da cavidade abdominal através da pele, podendo ser devido à abertura dos grampos cirúrgicos, necessitando drenagem para uma bolsa por um longo período de tempo, ou até a necessidade de reoperação por estas e outras razões.
- Alterações no paladar e nas preferências alimentares ocorrem com freqüência. Muitos pacientes têm dificuldade em comer certos alimentos, que eram de costume antes da cirurgia. Algumas vezes após a cirurgia, podem ocorrer intolerâncias por certas comidas.
- Alimentos ou líquidos podem não passar pelo reservatório gástrico ou intestino, necessitando de dilatação por instrumentos ou endoscopia (que tem seus próprios riscos) ou até mesmo de uma reintervenção cirúrgica (reoperação).

- Tubos para alimentação podem ser passados para o estômago, intestinos ou veias, caso o paciente seja incapaz de comer ou beber o suficiente pela boca. Uma nova cirurgia pode ser necessária.

- Vômitos e diarréias podem ocorrer com freqüência após estes tipos de cirurgias, estando freqüentemente relacionados com o comer certos tipos ou quantidades de comida.

- Certas manifestações clínicas temporárias ou permanentes, tais como vômitos persistentes, náuseas, distensão abdominal, queimação precordial, podem fazer o paciente pensar seriamente em não fazer a cirurgia em certos momentos, e isto deve ser apresentado ao seu médico, principalmente, nos encontros com a equipe multidisciplinar.

- Hérnias nas feridas cirúrgicas.

- Complicações relacionadas à anestesia.

- Problemas psiquiátricos como depressão, alcoolismo e alterações comportamentais compulsivas podem precisar de cuidados especializados e internação em clínica psiquiátrica.

- A falta de vitaminas decorrente da má absorção desencadeada pela cirurgia pode ocasionar neuropatia, com até impossibilidade de andar e/ou demência. A ingestão de complexos multivitamínicos + cálcio + ferro + vitamina D + vitamina A todos os dias é essencial e diminui o risco dessas complicações. Haverá necessidade de ingerir vitaminas o resto da vida.

- A ocorrência de morte é uma possibilidade resultante da cirurgia.

## 9.3 Pós-operatório

Acompanhamento pós-operatório.

- Muitas vezes haverá necessidade de se utilizarem outros medicamentos, em associação às vitaminas, para cicatrização de erosões ou úlceras de mucosa gastrointestinal, por períodos intermitentes, chamados de antiácidos.

- Medidas de peso e testes sangüíneos de contagem de hemoglobina, dosagem de proteínas, de cálcio, de T3, T4 e TSH, de gastrina, ou qualquer outro exame são necessidades de rotina no pós-operatório tardio.
- A reoperação, como já dissemos, pode ser necessária e nenhum paciente deve submeter-se à cirurgia da obesidade se não estiver preparado para aceitar essa possibilidade.
- A internação na Unidade de Terapia Intensiva (UTI) no pós-operatório pode ser necessária para observação ou tratamento de qualquer complicação. Em alguns serviços a internação em UTI no primeiro dia de pós-operatório consiste numa rotina.
- Após meses e anos, qualquer tipo de problema nutricional ou infecção pode ocorrer, incluindo falta de vitaminas, proteínas, calorias, minerais etc. Sintomas disso podem incluir adinamia, mal-estar, paralisias, confusão mental, exantemas, anemias, queda de cabelo, queda de unhas, problema de ossos ou articulações, ferimentos que cicatrizam com dificuldade, irritabilidade na língua, cegueira noturna, dormência. Daí a necessidade de se ingerirem vitaminas e outros nutrientes (oligoelementos e sais minerais) o resto da vida.
- Diarréias e flatulência malcheirosa são sintomas que ocorrem nas derivações bílio-pancreáticas, dependendo do alimento ingerido e da sua quantidade.
- Há possibilidade de problemas nos pacientes que fizeram cirurgia de obesidade, portanto estes precisam ser seguidos por um profissional experiente nesta área por toda a vida. O médico é o profissional ideal, mas o paciente deve se comprometer a continuar com a psicoterapia.
- Mesmo que o paciente alcance a meta da perda de peso, não significa que ele estabilize esse peso pelo resto da sua vida, podendo perder mais peso, ou eventualmente ganhar peso após este emagrecimento em qualquer época após a cirurgia.
- Com a perda de peso, a pele dos braços, pernas, pescoço, abdome, face ou de qualquer outra parte do corpo pode tornar-se enrugada, com irritação, evoluir com erupções, desencadeando infecções e odores. Em conse-

qüência disso, o paciente pode sentir a necessidade de cirurgias plásticas corretivas ou estéticas futuras, que é aconselhado serem feitas somente após decorridos pelo menos dois anos da cirurgia da obesidade.

Caso isso aconteça, o cirurgião de obesidade estará disponível para discutir esta ou qualquer outra questão.

**Eu li tudo que foi descrito e explicado pelo meu cirurgião.**

Eu entendi o que está escrito neste material, os riscos, as possíveis complicações, outras escolhas e os benefícios possíveis da cirurgia da obesidade, bem como o tipo de cirurgia que meu cirurgião recomenda para o meu caso.

Assinando esta declaração, eu estou demonstrando que li e aceitei todos os termos acima sem qualquer dúvida.

Fui encorajado (a) a perguntar todas as questões, sendo todas bem respondidas, e entendi todas as respostas.

*São Paulo, ___ de _____ de _____ .*

PACIENTE_____

Testemunhas:_____

_____

# Referências Bibliográficas

ALLSEN, P. et al. Exercício e qualidade de vida: uma abordagem personalizada. São Paulo: Manole, 2001.

AMERICAN COLLEGE OF SPORTS MEDICINE. ACSM' S guidelines for exercise    testing and prescription. Baltimore: Williams &Wilkins, 2000.

BAYLEY, C The new fit or fat. Boston: Houghton Mifflin Company, 1991.

BRAY, G.A.; BAUCHARD, C.; JAMES, W.P.T. Definitions and pesposed ceusent classification of obesity. Hand lissk of Obesity. Nova York: Marcel Dekker, 1998. p. 31-40.

CAPELLA, J.F.; CAPELLA, R.F.; MANDAC, H; et al. Vertical banded Gastroplasty-gastric by pass: preliminary report. Obes Surg 1: 389–95, 1991.

DAMASO, A. Nutrição e exercício na prevenção de doenças. São Paulo: Medsi, 2001.

DE MARCHI, R.; DIAS DA SILVA, M.A. Saúde e qualidade de vida no trabalho. São Paulo: Best Seller, 1997.

FOBI, M.; FLEMENG, A.W. Vertical banded gastrsplasty VS. gastric by passa in treatment of obesity. J. Natil Med Aux 78: 1092, 1984.

_____; LEE, H. Silastic ring vertical banded gastric for the treatment of obesity: twa years follow-up in 84 patients. J. Natl Med Aux 86: 125–7, 1994.

_____; LEE, H.; FLEMING, A.W. The surgical technigul of the banded Rsuxin-Y gastric by pass. J Obes and Weight Regulation 8: 99 – 102, 1989

GUEDES, D. P.; GUEDES, J.E.R.P. Exercício físico na promoção da saúde. Londrina: Midiograf, 1995

GUISELINI, M. A. Qualidade de vida: um programa prático para o corpo saudável. São Paulo: Gente, 1996.

_____. Integração do corpo: Mobilização e equilíbrio da energia pelo exercício físico. São Paulo: Manole, 2001.

HALLBERG, D. A survey of surgical techniques for treatment of obesity and a remark and the bilisintestinal bypass nethad. Am J. Clin Nuti 33: 499, 1980

_____. HALINGREN, V. Biliantestinal shunt Amethad and a pilat study for treatment of obesity. Acta Chir – cand 145: 405, 1979

HALPERN, A.; GODÓI-MATOS, A.; SUPLICY, H.; MANCINI, M.; ZANELLA, M.T. Obesidade. São Paulo: Lemos Editorial, 1998.

HESS, D.S. Hen DW Bilispancreatic diversion with a duodenal swith Obes Surg. 8: 267 – 82, 1988.

LANCHA JR., A.H. Nutrição e metabolismo aplicados à atividade motora. São Paulo: Atheneu, 2002.

MAHAN, K.L.; ARLIN, M.T. Krause: Alimentos, nutrição e dietoterapia. São Paulo: Roca, 1995. 8 ed.

MARCEU, P.; BIESAN, S.; ST Georges R, Ductor M Patvin M, Burque RA Biliopawcreatic diversion with gastrectomy as surgical treatment of molvid obesity. Obes Surg 1: 181–7, 1991.

McARDLE, W.D.et al. Fisiologia do exercício: energia nutrição e desempenho humano. Rio de Janeiro: Guanabara&Kogan, 1992. 3. ed.

NIH Conference. Gastrointestinal surgery for reverce obesity: Comensus Development conference Panel. Am Int Med, 115: 956. 1991.

SCOPINARO, N.; GIANETTA, E.; CIVARELLI, D.; et al. Iwa years f clinical experience with bilipanireatú bypass for obesity. Am J. Clin Nutr 33: 506 – 514, 1980

_____; GIANETTA, E.; CIVARELLI, D., et al. Biliopanesiatú bypass for abesity: I – An experimental study in abgl. Br. J. Surg 66: 613, 1079.

_____; GIANETTA, E.; PANDOLFA, N.; et al. Biliapanereatú bypass Mineiva Clin. 31: 560, 1076.

_____; GIANETTA, E.; PANDOLFA, N.; et al. Balispanereatú bypass for obesity: II – Initíal experience in man. Br J. Surg 66: 618–620, 1979.

SEIDELL, J.C. Epidemiology. Definition and Classification of Obesity in: Clinical Obesity. Londres: Kopelyan PG & Stock MJ, Blackwell science, 1998. p. 1-17.

SIZER, F; Whitney, E. Nutrição: Conceitos e controvérsias. São Paulo: Manole, 2003. 8 ed.

www.nal.usda.gov/fnic/Fpyr/pyramid.html

# Índice Remissivo

Obs.: Os números em *itálico* representam as páginas com figura.

## A

Ácidos graxos, 45, 46
Acúcar, 33, 34
Afeto, 94
Ajustes da Banda, 69
Alimentos
    Alto índice glicêmico, *36*
    Baixo índice glicêmico, de, 35, *36*
    Fonte de carboidrato, 35-36
Amnoácidos, 43
Anastomose, 74
Anatomia, 60-61
Anemia ferropriva, 25
Anestesia, 64
Antropometria, 26
Avaliação nutricional, 24
    Técnicas para, 26
Avaliação psicológica, 73

## B

Balão intragástrico, 65-66, *65*
Banda (anel) gástrica ajustável, 67, *67*

## C

Carboidratos, 33, 45
Cirurgias
    Balão intragástrico, 65-66, *65*
        Complicações, 66
        Contra-indicações, 66
        Indicação, 65
        Vantagens, 66
    Banda (anel) gástrica ajustável, 67, *67*
        Complicações, 68
        Contra-indicações, 67
        Indicação, 67
        Vantagens, 68
    Convencional (com corte), 64
    Disabsortivas, 56, 102
    Fobi – Capella, *71*
        Complicações, 74
        Contra-indicações, 73
        Dieta, pós-operatório, 75
        Indicação, 73
        Vantagens, 74
    Restritiva, 54, *55,* 102
    Videocirurgia (através de furos), 64
    Y de Roux, *72*
        Complicações, 74
        Contra-indicações, 73
        Dieta, pós-operatório, 75
        Indicação, 73
        Vantagens, 74
Colesterol, 45, 46
Complementaridade protéica, 44
Complicações cirúrgicas, 64, 104-105
Culto ao corpo, 18

## D

Depressão, 87
Dieta hipocalórica, 88
Dieta x exercício, 87
Dieta
    Antes da cirurgia, 25
    Perda de peso, 25
    Pós-operatória, 29

Dietas de moda, 28
Dietas radicais, 88
Dietas vegetarianas, 44

**E**
Emagrecimento
Atividade física, *53*
Estado emocional
Ansiedade, 21, 87
Auto-estima, 21, 87
Nervoso, 21
Eutrófico, 19, *20*
Excesso de peso, 17, 26
Exercícios físicos, 86-91
Capacidade cardiorrespiratória, 91
Com pesos x resistência, 87
Efeitos, 87
Falta de orientação, 91
Gordura localizada, 89
Ingestão de água, 90
Iniciantes, 88
Massa muscular, 86, 88
Programa de emagrecimento, 87

**F**
Freqüência cardíaca, 88

**G**
Gordura
alimentos, 44, 45
tipos de, *47*
corpo humano, 14, 25
localizada, 89
saturada, trans, 46
Gordura corporal, 86

**H**
Hábitos alimentares, 31
Hess – Marceaux, 80, *80*
Hipertensão portal, 81

**I**
Índice de Massa Corpórea (IMC), 15-17, 26

**L**
Lipídeos, 45, 47
Consumo, 47
Lipoaspiração, 90

**M**
Massa corporal branca, 86
Massa corporal vermelha, 86
Massa magra, 87
Massas, 35
Medidas, 87
Minerais, 36, 39
Macrominerais, 39
Microminerais, 39, *40-41*

**N**
Necessidade calórica, 19
Necessidade energética, 89
Nutrição
Aprendizagem, 24
Expectativas, 24
Nutricional
Acompanhamento pré-operatório, 27
Avaliação, 24, 26
Histórico individual e familiar, 24
Nutrientes, 32, 33, *48-49*

**O**
Obesidade, 14
Causadores, 52, *52*
Grau I, 17
Hábitos, 22
Hereditariedade, 18
Mórbida, 17, 18
Morte súbita, 17
Origens, 18-22

**P**
Pirâmide alimentar, 32-48, *32, 49*
Porções, 34, 44
Pós-cirurgia
  Alimentação 29-31
  Cuidados, 27
  Recomendações, 54, 56, *57*
Proteínas, 42
  De alto valor biológico, 43
  De baixo valor biológico, 43
Psicológico
  Força de vontade, 96
  Força do pensamento, 95
  Gordura mental, 94
  Lições da infância, 94

**S**
Scopinaro, 78, *78*
Sedentarismo, 91
Serotonina, 43
Síndrome de *dumping*, 75
Solventes orgânicos, 45
Spa cirúrgico, 79, *79*
Superobesos, 81

**T**
Técnicas disabsortivas, 76-83
  Complicações, 82-83
  Contra-indicações, 81
  Indicação, 81
  Vantagens, 81
Termo de conscientização, 102-107
  Complicações cirúrgicas, 104-105
  Pós-operatório, 107
  Procedimentos médico-cirúrgico, 102-103

**U**
UTI, 64, 106

**V**
Vitaminas, 36
  Hidrossolúveis, 38
  Lipossolúveis, 37

**W**
Wittgrove, 76

**Y**
Y de Roux, 76, *77*

# Sobre o Autor

**Albino Augusto Sorbello** é titulado pela Faculdade de Medicina da Universidade de São Paulo. Membro titular do Colégio Brasileiro de Cirurgiões e do Colégio Brasileiro de Cirurgia Digestiva; coordenador da Videocirurgia e do grupo de cirurgia da obesidade mórbida (Bariátrica) do Hospital do Servidor Público Estadual (HSPE-IAMSPE). Professor do departamento de cirurgia da Associação de Integração Social de Itajubá – Faculdade Itajubá (MG).

# Sobre os co-autores

**José Ciongoli** é Membro Titular do Colégio Brasileiro de Cirurgiões, coordenador da Equipe de Cirurgia Geral e da Equipe de Cirurgia Bariátrica da Intermédica. É coordenador da Equipe Multiprofissional de Tratamento Cirúrgico da Obesidade Mórbida de Guarulhos – Hospital Stella Maris e membro da Sociedade Brasileira de Cirurgia Bariátrica e da IFSO – International Federation of Surgery for Obesity.

**Mariana Amaro Castro Maciel** é bacharel em Nutrição pelo Centro Universitário São Camilo e em Educação Física pela Escola de Educação Física da Universidade de São Paulo. Atua como Nutricionista/Consultora em clínica e profere palestras sobre o tema. É coordenadora das reuniões NutriClube para pacientes da Dra. Karla Saggioro. Ministrou aulas nos cursos de Pós-Graduação em Medicina Estética.

**Marilene M. Nacacche** é Psicóloga, com especialização em obesidade e psico- somática. Membro titular da Sociedade Paulista de Psicoterapia Analítica, Individual e de Grupo.

**Mauro Giuselini** é mestre em Educação Física pela Universidade de São Paulo, tem especialização em condicionamento físico na Cooper Clinic-Institute of Aerobic Research, Dallas (EUA). Proprietário do "Centro de Integração do Corpo", desenvolve e aplica programas individualizados (personal training) e para grupos de pessoas interessadas na prática do exercício físico com o objetivo do desenvolvimento da aptidão física relacionada à saúde e bem-estar.

Impressão e Acabamento

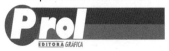